Nityananda Karmakar

Comparação de várias qualidades entre estudantes de cesariana e de parto normal

Nityananda Karmakar

Comparação de várias qualidades entre estudantes de cesariana e de parto normal

Imprint

Any brand names and product names mentioned in this book are subject to trademark, brand or patent protection and are trademarks or registered trademarks of their respective holders. The use of brand names, product names, common names, trade names, product descriptions etc. even without a particular marking in this work is in no way to be construed to mean that such names may be regarded as unrestricted in respect of trademark and brand protection legislation and could thus be used by anyone.

Cover image: www.ingimage.com

This book is a translation from the original published under ISBN 978-620-2-00680-4.

Publisher:
Sciencia Scripts
is a trademark of
Dodo Books Indian Ocean Ltd. and OmniScriptum S.R.L publishing group

120 High Road, East Finchley, London, N2 9ED, United Kingdom
Str. Armeneasca 28/1, office 1, Chisinau MD-2012, Republic of Moldova, Europe
Printed at: see last page
ISBN: 978-620-7-78601-5

ÍNDICE DE CONTEÚDOS

Capítulo 1

INTRODUÇÃO

Nada é mais maravilhoso em todo o universo do que o crescimento de um grão infinitesimal como o zigoto num organismo completo com todas as suas características físicas e mentais. Desde o momento da conceção até à sua morte em idade madura, um organismo humano passa por várias fases de crescimento e desenvolvimento; cada fase de crescimento é uma liderança que o leva ao objetivo final da vida.[1]

O desejo de dar o melhor de si, de se destacar, de atingir o mais alto nível de desempenho, de ser supremo no domínio escolhido é uma ambição humana digna que levou e continua a levar ao aumento do nível e do crescimento pessoal. Se ninguém se preocupasse com a qualidade da sua contribuição, do seu trabalho, do seu produto de serviço, a nossa sociedade tornar-se-ia pior. No entanto, um elevado nível de realização e de excelência em qualquer domínio não é fácil. O caminho é mau e íngreme. Há muitos obstáculos a ultrapassar para avançar. Tornar-se altamente competente em qualquer domínio, como o atletismo, a arte, a cirurgia, a ciência, o ensino ou a paternidade, exige empenhamento e escarifica[2].

No decurso das últimas décadas, o conceito de cultura sofreu uma mudança mundial, por vezes radical. Atualmente, quase todas as expressões da vida humana, e não apenas as tradicionais, são consideradas parte da cultura. O entendimento de cultura tornou-se iridescente e ambíguo; falamos de cultura política, de cultura amorosa ou sexual, de cultura ou ciência, de meios de comunicação social e música pop, de cultura económica e cultura de mergulho, de cultura de domingo, de paz, de lazer, de cultura juvenil e cultura de fãs, etc.

Entre todas estas culturas, o termo "cultura desportiva" goza de um boom bastante excessivo. Assim, o desporto tornou-se obviamente uma parte da cultura, não se conseguiu que ele deixasse para trás os defeitos e os exageros do passado através de um processo piedoso de purificação, de modo a subir a um nível cultural mais elevado. O que aconteceu foi que uma cultura diferente

---

[1] M. L. Kamlesh, Psychology of Physical Education and Sports (Nova Deli: Metropolition Book Company Pvt. Ltd., 1983), p. 75.

[2] Terry Orilick, In Pursuit of Excellence (Champaign: Kinetic Publisher Inc., 1980), PP. 10-11.

O conceito de desporto emergiu e formou um novo imbrella cultural para todas as actividades humanas. O desporto é, portanto, visto sob uma luz diferente da anterior e, de forma inesperada e sem méritos próprios, torna-se um elemento desta cultura recém-concebida.[3]

"Os desportos, pela sua própria natureza, são agradáveis, desafiantes, absorventes e exigem uma certa dose de habilidade e condições físicas."[4] Na ordem dos valores humanos, a conquista no domínio do desporto ocupa um lugar único. É o êxito, a vitória, o triunfo, o domínio de uns sobre os outros, dos companheiros de equipa e dos amigos, porque o desporto é camaradagem e amizade. O sublimado da competição reside na aclamação do vencido pelo vencedor, que, juntamente com o aperto de mão amigável, reconhece tanto as derrotas como os triunfos.[5] O desporto é um fenómeno social multifacetado que, em determinadas condições sociais, tem um significado geral, ideológico, estético, pedagógico e económico. Assim, torna-se compreensível a razão de uma atenção cada vez maior ao desporto numa sociedade. As principais questões que interessam tanto aos treinadores como aos investigadores são as seguintes: porque é que alguns indivíduos se envolvem no desporto e outros não, porque é que os indivíduos são atraídos por determinados papéis desportivos e não por outros e porque é que alguns se tornam atletas de elite, enquanto outros, com atributos físicos aparentemente semelhantes, não o fazem. Embora ainda não existam respostas definitivas a estas questões, nos últimos anos os esforços de investigação têm sido orientados para o estudo da socialização em papéis desportivos primários e secundários. Uma conclusão geral é que a socialização que ocorre dentro de um determinado sistema social varia de acordo com o papel desportivo e a componente do papel que está a ser aprendida (ou seja, a componente comportamental, afectiva ou cognitiva) e de acordo com a fase do ciclo de vida e o sexo do aspirante ao papel.[6]

São muitos os factores que influenciam o interesse lúdico e a escolha de uma determinada brincadeira por parte das crianças. Entre eles, a ordem de nascimento e as diferenças sistémicas na interação dos pais com os diferentes irmãos são os mais importantes.

Entre alguns dos factores que influenciam os padrões de interação entre irmãos contam-se os efeitos da densidade do ambiente físico em casa, a posição ordinal ou a ordem de nascimento, a dimensão da família, as diferenças de sexo e idade e as

---

[3] Dr. O. Grupe, "Sports and Culture" International Journal of Physical Education. Vol. XXXI 2nd Qtr. 1994.
[4] Doncash Seaton et. al., Basic Book of Sports (Englewood Cliffs: N. J. Printice Hall Inc., 1956), P. 1.
[5] German Rieckehoff, "The Purpose of Sports" Olympic Review 118 (agosto de 1977): 471.
[6] John W. Loy, Barry D. McPherson e Gerald Kenyon, Sports and Social System (Califórnia: Addison-Wesley Publishing Company, Reading, Massachusetts, Mento Park, 1978), p. 219.

diferenças sistemáticas na interação dos pais com os diferentes irmãos.[7 8 9 10 11] Dado que o desporto se tornou uma disciplina científica distinta e que cada país compete entre si para produzir jogadores de alto nível que ganhem louros em competições internacionais, foi desenvolvida uma investigação considerável para identificar os factores que permitem prever a obtenção de um elevado nível de competências num determinado desporto com um treino adequado.[8,9]

São adoptadas técnicas de treino baseadas nas novas descobertas da Fisiologia do Exercício, da Biomecânica, da Medicina Desportiva, da Psicologia do Desporto, etc., para desenvolver ao máximo o potencial do desempenho desportivo.[10,11]

Estima-se que a predisposição hereditária seja dois terços da base do desempenho de topo.[12 13 14 15 16] Determinadas considerações antropométricas, características somatotípicas e traços raciais são identificados como vantajosos para o desempenho num determinado desporto.[13,14] A inteligência, o pensamento divergente (criatividade), as características psicológicas de aspiração, persistência, autocontrolo, etc., são também factores importantes para entrar na categoria dos desportos de topo.[15,16]

Hoje em dia, a preparação de um atleta para a conquista é um estado dinâmico complexo, caracterizado por um elevado nível de eficiência física e psicológica (prontidão física e psicológica) e pelo grau de perfeição das capacidades e conhecimentos necessários, técnicas e preparação tática. Muitos outros factores entram também em ação na sua preparação (meios de reabilitação da força após cargas, nutrição especial, organização do regime geral de acordo com as condições da atividade desportiva, etc.). Assim, a formação de atletas é hoje um processo multifacetado de utilização expedita de factores agregados (meios, métodos e condições) de modo a influenciar o desenvolvimento de um atleta e garantir o nível de desempenho necessário.[17]

Por conseguinte, para além da monitorização da aptidão física e da capacidade

---

[7] Ibid, p.222.

[8] L. Matveyev, Fundamental of Sports Training (Moscovo: Progress Publishers, 1981), P. 23.

[9] Arpad Csandi, Soccer 3rd ed. (Budapeste: Atheneam Printing House, 1978), PP. 290-292.

[10] Matveyev, Fundamental of Sports training, p. 24.

[11] W. F. Homravella, "Preparation of Olympic Candidates from Psychological Point of View," The International Olympic Academy, 10th Session (1970): 216-217.

[12] Ludwig Prokop, "The Contribution of Sports Medicine to the Improvement of Performance", The International Olympic Academy, 17th Session (1977): 191.

[13] Percy Wells Curetty, Success in Sports and Life (Londres: Pelham Books Ltd., 1967), PP. 1-2.

[14] J. E. L. Carter, Physical Structure of Olympic Athletes (Londres: S. Karger, 1982), PP. 1-2.

[15] V. S. S. M. Rao, Resumos: International Congress of Sports Sciences (Patiala: Netaji Subhash National Institute of Sports, Nov. 1982), P. 27.

[16] O. Misangy, "The Will Power of Competitors", *The International Olympic Academy,* 2nd Session (1962) : 151-157.

[17] Matveyev, Fundamental of Soprts Training, p. 22.

funcional, a seleção de características antropométricas e somatotípicas e de traços psicológicos constituirá uma vantagem definitiva na seleção de desportistas de alto nível.[18 19 20]

O atleta para um desempenho superior em qualquer desporto é selecionado com base na estrutura física e no tamanho do corpo que possui e que provou ser adequado para um desempenho elevado em determinados desportos.[19,20]

Os cientistas e fisiologistas têm sido da opinião de que a antropometria e as componentes físicas de um atleta têm muito a ver com o desempenho, mais do que a técnica e a tática de um jogador ou de uma equipa. Os resultados da investigação mostram que a perfeição de uma técnica de alto nível, por si só, não tem nada a ver com o sucesso em desportos de competição. A maioria dos jogos exige uma maior quantidade de velocidade, força, resistência, flexibilidade, coordenação e aptidão máxima do organismo.[21]

Os sistemas fisiológicos são altamente adaptáveis ao exercício. Cada tarefa tem componentes fisiológicos importantes e a aptidão para a tarefa exige o funcionamento eficaz dos sistemas adequados. O envolvimento em programas sistemáticos e científicos de condução do treino provoca alterações desejáveis nas variáveis físicas e fisiológicas, contribuindo para o desenvolvimento da força, da velocidade e da resistência, para além de alterações acentuadas na frequência de pulso em repouso, na pressão arterial, na hemoglobina e noutras variáveis fisiológicas.[22]

Os educadores físicos há muito que perceberam que o desempenho de rapazes e raparigas é grandemente influenciado por factores como a idade e a altura,

peso e estrutura corporal. Reconhece-se também que uma pessoa da mesma idade varia consideravelmente em termos de tamanho e forma do corpo, que indivíduos da mesma altura diferem muito em termos de peso corporal, que uma pessoa pode ter o mesmo peso, mas a proporção relativa de músculo, gordura e osso será tudo menos igual. É óbvio que nenhuma medida por si só é satisfatória para classificar os alunos em grupos homogéneos.[23]

É um facto óbvio que os homens diferem uns dos outros em várias dimensões, como a altura, o peso e a cor da pele. Também mostram diferentes graus de inteligência no seu desempenho. Tal como os indivíduos diferem uns dos outros em termos de inteligência, também se pode constatar que o mesmo indivíduo parece mostrar

---

[18] Rao, Resumos : Congresso Internacional de Ciências do Desporto.

[19] Encyclopaedia of Sports Sciences and Medicine 1971, S. V. 'Values' Por William A. R. Orban.

[20] J. M. Tanner, The Physique of the Olympic Athletes (Londres: George Allen and Unwin Ltd., 1964), p. 13.

[21] Warren R. Johnson e B. R. Buskrik, Sciences and Medicine of Exercise and Sports (Nova Iorque: Harper and Bros. Publication, 1974), p. 76.

[22] Lawrence E. Morehouse e Augustus T. Miller, Physiology of Exercise (Saint. Louis : The C. V. Mosby Company, 1971), p. 225.

[23] Barry L. Johnson e Jack K. Nelson, Practical Measurement for Evaluation in Physical Education (Nova Deli: Smjeet Publication, 1982), p. 163.

capacidades diferentes durante o seu crescimento a partir da infância. Uma criança só pode realizar tarefas simples. A sua capacidade de compreender e utilizar a linguagem, os seus interesses e aptidões para lidar com o seu ambiente são também limitados em comparação com o que faz na sua juventude e posteriormente. Com o desenvolvimento de técnicas de medição adequadas, torna-se cada vez mais evidente que, em certas capacidades mensuráveis, a criança média cresce de ano para ano. A natureza do crescimento das capacidades físicas ou corporais de uma criança tem o seu ritmo e ciclo característicos. O crescimento da inteligência também tem a sua própria forma. Parece que o crescimento rápido se reduz gradualmente à medida que a criança cresce. Este crescimento é tipicamente descrito por uma curva progressivamente desacelerada. Normalmente, as pontuações médias das crianças chegam a um ponto em que parecem manter-se estáveis durante um ano e depois começam a diminuir.[24]

Um bebé sai do quarto da mãe quando está totalmente amadurecido para nascer e tem potencialidades para se adaptar às condições ambientais externas em comparação com o ambiente no interior da cavidade materna. Devido a uma ou outra razão, os bebés que não se enquadram nesta categoria e que não nasceram no momento exato da sua manifestação, ou há algum fator que actua sobre eles para enfrentarem e se adaptarem ao ambiente facilmente ou de forma diferente. Serão esses factores que, no futuro, vão influenciar a sua vida e ajudar ou criar alguma ou muita perturbação para que atinjam o auge do desempenho? Assim, o académico está interessado em realizar este estudo para identificar as potencialidades dos bebés de cesariana, variando as dos bebés normais, que, de uma forma ou de outra, actuam como factores potenciais para o desempenho superior.

Declaração do problema

O objetivo do estudo foi comparar as variáveis físicas, fisiológicas, antropométricas e psicológicas seleccionadas entre estudantes de cesariana e de parto normal.

Delimitação

1. O estudo foi delimitado a estudantes do sexo masculino dos 9th e 10th anos, com idades compreendidas entre os 15 e os 17 anos.
2. Os indivíduos que nasceram de cesariana foram delimitados àqueles que nasceram de cesariana em hospitais públicos.
3. O estudo foi ainda delimitado às seguintes variáveis físicas, fisiológicas, antropométricas e psicológicas.

Variáveis físicas

---

[24] B. Kuppuswamy, Advanced Educational Psyshology (Nova Deli: Sterling Publishers Pvt. Ltd., 1984), p. 239.

I)   Velocidade
II)   Força (para o abdómen)
III)   Potência explosiva (da perna)
IV)   Agilidade
V)   Resistência

Variáveis fisiológicas
I)   Frequência cardíaca
II)   Tensão arterial
III)   Capacidade vital
IV)   Frequência respiratória
V)   Teor de hemoglobina

Variáveis antropométricas
I)   Altura
II)   Peso
III)   Comprimento da perna
IV)   Perímetro do peito

Variáveis psicológicas
- Inteligência

Limitação

1. A indisponibilidade de instrumentos sofisticados para medir alguns dos componentes das variáveis físicas, fisiológicas, antropométricas e psicológicas foi considerada uma limitação deste estudo.

2. Os factores como o estilo de vida, a rotina diária, os hábitos, etc., que não puderam ser rigorosamente controlados, foram considerados como uma limitação do estudo.

Hipótese

Não haverá diferenças significativas em variáveis físicas, fisiológicas, antropométricas e psicológicas seleccionadas entre estudantes de cesariana e de parto normal.

Definição e explicação dos termos

Parto por cesariana
Um parto por cesariana é um parto em que o bebé nasce através de uma incisão cirúrgica feita no abdómen e no útero da mãe.[25]

---

[25] Sueann Robinson Amborn, Child Development (San-Francisco : Rinehart Press, 1975), p. 46.

Parto normal

Um parto normal é aquele em que o bebé nasce espontaneamente através da vagina.[26]

Velocidade

Rapidez com que um movimento ou movimentos sucessivos do mesmo tipo podem ser executados.[27]

Força

A força que um músculo ou um grupo de músculos pode exercer contra a resistência num esforço máximo.[28]

Potência explosiva

A potência explosiva é definida como a capacidade de um músculo ou de um grupo de músculos libertarem a força máxima no mais curto espaço de tempo possível de uma forma explosiva, projectando o corpo ou um objeto.[29]

Agilidade

Para efeitos do estudo, a agilidade pode ser definida como a velocidade na mudança de posição do corpo ou na mudança de direção. [30]

Resistência

A resistência é a capacidade de continuar ou persistir numa tarefa extenuante que envolve um grande grupo muscular durante um longo período de tempo.[31]

Altura

É o comprimento do corpo ereto desde a planta do pé até ao vértice do talão.[32]

Peso

O peso de um corpo é a força gravitacional exercida sobre ele pela Terra.[33]

Frequência cardíaca

A distensão da parede arterial no início da ejeção sistólica do sangue não se limita

---

[26] Ibid., p. 45.

[27] H. Harrison Clarke, **Application of Measurement to Health and Physical Education** (Englewood Cliffs, N. J. Printice Hall Inc., 1975), p. 173.

[28] Donald K. Mathews e E. L. Fox, The Physiological Basis of Physical Education and Athletics (Filadélfia: W. B. Sounder Company, 1976), p. 554.

[29] Clerke, Application of Measurement to Health and Physical Education, p. 174.

[30] Ibid., p. 196.

[31] Robert V. Hockey, Physical Fitness : The Pathway of Living (St. Louis : The C. V. Mosby Co., 1973), p. 19.

[32] Donald K. Mathews, Measurement in Physical Education (Filadélfia: W. B. Sounder Company, 1976), p. 84.

[33] Robert Reshok e David Hillidas, Physics (Nova Deli: Widely Eastern Ltd., 1984), p. 93.

à aorta, mas percorre as artérias como uma onda seguida de uma onda de recuo. Nas artérias que se encontram perto do corpo, como a artéria radial do pulso. A chegada da onda de distensão e o subsequente recuo podem ser sentidos como uma pulsação distinta, o pulso, que proporciona um método conveniente para contar a frequência cardíaca.[34]

Pressão arterial

A pressão sanguínea é a pressão lateral exercida pelo sangue na parede dos vasos sanguíneos ao passar por eles.[35]

Pressão arterial sistólica

O nível máximo da pressão arterial é designado por pressão sistólica.[36]

Pressão arterial diastólica

O nível mais baixo atingido pela pressão arterial é designado por pressão diastólica pressão.[37]

Capacidade vital

O volume máximo de gás que pode ser expelido dos pulmões após uma inspiração máxima é designado por capacidade vital.[38]

Frequência respiratória

A frequência respiratória pode ser definida como a frequência de inspiração ou expiração por unidade de tempo.

Inteligência

Segundo Wecshler, a inteligência é o conjunto das capacidades globais de um indivíduo para agir de forma determinada, pensar racionalmente e lidar eficazmente com o seu ambiente.[39]

<u>Importância do estudo</u>

Apesar da investigação minuciosa das áreas física, fisiológica, antropométrica e psicológica na pesquisa de factores de potencialidade para atingir o desempenho máximo, os investigadores e cientistas estão incansavelmente a investigar e a aguardar a descoberta de áreas minuciosas da vida humana, como o estudo dos cromossomas, genes, ADN-ARN, ordem de nascimento e, atualmente, também a técnica de nascimento. Devido aos dois principais processos de nascimento estabelecidos (parto normal e parto por cesariana), alguns factores podem

---

[34] Morehouse e Miller, Physiology of Exercise. P. 82.

[35] C. C. Chatterjee, Human Physiology (Calcutá: New Central Book Agency, 1977), p. 297.

[36] H. Harrison Clarke, Physical Fitness Research Digest 2 (1972), p. 102.

[37] Ibid, p. 103.

[38] Pre-Olof Astrand e Kaare Rodahl, Test Book of Work Physiology (Nova Deli: McGraw Hill Kogakusha Ltd., 1970), p. 199.

[39] D. Wechsler, The Measurement Adult Intelligence (Nova Iorque: Williams and Wilkins Company, 1943), p. 3.

desempenhar um papel importante, funcionando como obstáculo ou ajuda para atingir o nível superior, independentemente da área. Centrando-se nas características minuciosas dos bebés de cesariana e dos bebés de parto normal, o resultado do estudo pode realçar essas potencialidades físicas, fisiológicas, antropométricas e psicológicas, que darão uma orientação à sociedade atual e à geração vindoura, relativamente aos factores ocultos do desempenho de topo, o que será útil para enriquecer a literatura, bem como os professores de educação física, treinadores, cientistas, cientistas, instrutores, etc., na forma de seleção, manifestação, avaliação e classificação de potenciais candidatos. Ao colocar a fórmula à luz dos factores ocultos, poderá abrir-se uma "porta de entrada" com um "raio intermitente".

Capítulo 2

REVISÃO DA LITERATURA RELACIONADA

O investigador fez um esforço sincero para localizar a literatura relacionada com o estudo. Foi efectuada uma revisão da literatura disponível na biblioteca do Lakshmibai National Institute of Physical Education, em Gwalior, na biblioteca do S. S. K. M. College and Hospital, em Calcutá, e na biblioteca do Sammilani Medical College and Hospital, em Bankura, para localizar a literatura relacionada com o estudo. O Centro Nacional de Informação, Nova Deli, também fornece literatura relacionada com este estudo. Os estudos relevantes de importância específica são citados a seguir.

Hasan[40] et. al. analisaram retrospetivamente as contagens sanguíneas completas nos registos médicos de todos os bebés admitidos num berçário de recém-nascidos normais de janeiro a dezembro de 1989. Os sujeitos consistiram em 326 bebés que tiveram um parto vaginal (Vgd) e 138 que tiveram um parto por cesariana (CS). Todas as amostras de sangue foram colhidas através de palitos de calcanhar aquecidos ou não aquecidos ou por punção venosa. A idade do sujeito na altura da colheita de sangue era semelhante nos grupos Vgd e CS (13,4 Vs 13,9 horas, P=0,51). O número de leucócitos totais, neutrófilos, formas de banda e plaquetas foi significativamente maior nos recém-nascidos Vgd do que nos recém-nascidos de cesariana. A média e o erro padrão da média para cada uma destas contagens sanguíneas (cada uma por micro litro) foram 23,9 X 10 (9) +/- 0,33 versos 21,1 X 10 (9) +/- 0,6, 14,6 X 10 (9) +/0,26 versos 12,8 X 10 (9) +/- 0.39, 1,18 X 10 (9) =/- 0,08 versos 0,82 X 10 (9) +/- 0,08, e 304 X 10 (9) +/- 4,1 versos 286 X 10 (9) +/- 0,6 respetivamente (os valores de P das três primeiras comparações foram todos inferiores a 0,005). No entanto, não se registaram diferenças entre os dois grupos no que diz respeito à hemoglobina, ao hematócrito e ao número absoluto de linfócitos, eosinófilos, basófilos e monócitos (P>0,5). Especulou-se que as contagens mais elevadas de leucócitos, nutrófilos e bandas nos bebés Vgd são as consequências do stress físico e da hipoxia periódica, que são mais frequentes e

---

[40] R. Hassan et. al., "Higher Whigher Blood Cell Counts and Band Forms in Newborn Delovered Vaginally Compared with Those Delivered by Caesarean Section", Am. J. Clin. Panthol, 1993 Ago.: 100 (2), 116.

prolongados com o Vgd em comparação com o parto CS. Os autores sugerem que o modo de parto deve ser considerado na interpretação das contagens sanguíneas dos recém-nascidos.

C.Palme- Kilander[41] estudou as trocas gasosas pulmonares (taxa de consumo de oxigénio, VO^2 e taxa de produção de dióxido de carbono VCO2), a frequência cardíaca e a saturação de oxigénio medida transcutaneamente durante os primeiros cinco minutos após o nascimento em recém-nascidos saudáveis. Foram estudados 15 recém-nascidos de termo que nasceram de parto vaginal, 15 recém-nascidos de termo que nasceram de cesariana e 10 recém-nascidos de termo que nasceram de cesariana. O VO^2 tendeu a ser ligeiramente superior ao VCO^2 durante o primeiro minuto, com uma mudança gradual para um rácio de troca respiratória superior a 1,0. O VO^2 e o VCO^2 foram significativamente mais elevados nos bebés nascidos de parto vaginal do que nos nascidos de cesariana durante o segundo minuto após o nascimento, em parte devido a um maior número de choros/minuto. Durante os períodos de respiração calma, o VO^2 e o VCO^2 foram significativamente mais elevados nos bebés nascidos de parto vaginal do que nos nascidos de cesariana, com baixos níveis de trocas gasosas nos bebés nascidos de cesariana durante o segundo minuto após o nascimento. A diminuição da ventilação foi reflectida por uma queda significativa da saturação de oxigénio no espaço de 30-45 segundos.

Carlsen[42] determinou um momento adequado para a medição da função pulmonar em bebés, antes das influências ambientais sobre o seu trajeto respiratório. Foram medidos os loops de fluxo-volume corrente, a complacência do sistema respiratório (Crs) e a resistência (Rrs) (técnica de ocultação passiva de um único urso) em 24 bebés saudáveis acordados, à uma hora e nos quatro dias de vida seguintes, para investigar a variabilidade e a reprodutibilidade ao longo do tempo. Procurou-se determinar possíveis diferenças na função pulmonar entre os 12 bebés nascidos de parto vaginal e os 12 bebés nascidos de cesariana. Os volumes correntes aumentaram todos os dias, mas de forma significativa apenas do dia 0 (Zero) para o dia 1 (Um). As relações entre o tempo de fluxo expiratório (tempo para atingir o pico de fluxo expiratório e o tempo expiratório total (tempo/Te) e o fluxo expiratório corrente a 75% do pico de fluxo (TEF 25/PTEF) e a relação entre o fluxo expiratório e o volume (volume para atingir o pico de fluxo expiratório e o volume expiratório total (Vme/Ve) foram significativamente menores no dia 1 do que no dia 0, mas não se alteraram significativamente a partir daí. A Crs e a Rrs foram mais baixas no dia 0 do que posteriormente. A variação intra-individual

---

[41] C. Palme-Kilander, "Pulmonary Gas Exchange Immediately after Birth in Spontaneously Breathing Infants" Arch. Dis. Child 1993 Jan.; 68(1) : 6-10.

[42] K. H. Carlsen, "Lung Function in Awake Healthy Infants : The First Five Days of Life", Eur. Respir. J. 1993 Nov., 6(10).

permaneceu estável para os parâmetros de volume de fluxo corrente durante todo o estudo, mas foi significativamente maior no dia 0 e no dia 1 para Crs e Rrs. Não houve diferenças significativas relacionadas com o modo de parto dos bebés. Conclui que, para fins epidemiológicos, os parâmetros da função pulmonar corrente podem ser medidos do dia 2 ao dia 4, e que não são influenciados pelo modo de parto dos bebés.

K .Makihara[43] et. al. realizaram um estudo sobre a avaliação ecocardiográfica dos intervalos de tempo sistólicos fetais e neonatais para determinar diferenças nas alterações circulatórias em 40 recém-nascidos de parto vaginal e 30 de parto por cesariana electiva. O período de pré-ejeção esquerdo (PEEP), o tempo de ejeção do ventrículo esquerdo (TEVE), o PEEP/TBEVE, o período de pré-ejeção direito (PEPD), o tempo de ejeção do ventrículo direito (TEVD), o TEVD/TBEVD e a frequência cardíaca foram determinados em vários momentos, desde o período pré-natal até 120 horas após o parto. Não houve alterações significativas nos intervalos de tempo sistólico esquerdo entre os dois grupos em nenhum dos vários momentos. No entanto, os valores de RPET e RPEP/RVET foram significativamente mais elevados no grupo da cesariana

do que nos do grupo de parto vaginal normal nas 12 horas após o parto. Estes resultados sugerem que a hipertensão pulmonar transitória após o parto é prolongada nos bebés nascidos de cesariana electiva.

L. Vispi e P. Vezzosi[44] realizaram um estudo sobre o débito cardíaco em duas populações homogéneas de recém-nascidos de termo, de parto espontâneo e de cesariana sem trabalho de parto, que foi estimado às 2, 24, 38, 72 e 96 horas após o nascimento. Foram observadas alterações no débito cardíaco no primeiro dia de vida e entre os diferentes modos de parto. Verificaram-se maiores alterações no parto espontâneo do que no parto por cesariana.

C. Papas[45] et. al. estudaram a fiabilidade dos níveis de cinase criativa (CK) e das suas isoenzimas no recém-nascido em relação ao modo de parto, intervalo de tempo desde o nascimento (dividido em quatro períodos de 6 horas), paridade e sexo dos recém-nascidos. Durante o primeiro dia pós-parto, os níveis séricos de CK e das suas isoenzimas (CK-MM, CK-MB, CK-BB) foram determinados em 115 recém-nascidos saudáveis nascidos consecutivamente de parto vaginal espontâneo (VD, n=85) ou de cesariana electiva (CS, n=30). Foi aplicada a análise de regressão

---

[43] K. Makihara et. al., "Echocardiographic Assessment of Systolic Time intervals in Vaginal and Caesarean Delivered Neonates", Am. J. Perinatol. 1993 Jan.; 10(1) : 53.

[44] L. Vispi e P. Vezzosi, "Adaptação Extra Uterina: Alterações do Débito Cardíaco em Diferentes Modos de Parto, Resultados Preliminares", Pediatr. Med. Chir. 1992 Jan.-Fev.; 14(3-6) : 11.

[45] C. Papas et. al., "Serum Levels of Creatine Kinase and Its Iso-Enzymes During the First Postpartum Day in Healthy Newborn Delivered Vaginally or by Caesarean Section" Gynecol. Obstet. invest. 1993; 36(1) : 25-8.

múltipla. Os níveis de CK total foram positivamente correlacionados com o VD (P < 0,0003). Isto foi atribuído principalmente a um aumento na atividade da CK-MM, que apresentou um padrão semelhante ao da CK. A atividade da CK-MM também foi positivamente correlacionada com a VD. Em contraste, a CK-BB foi negativamente correlacionada com o período pós-parto. O sexo neonatal e a paridade não influenciaram significativamente a CK e os níveis das suas isoenzimas. Em conclusão, a DV contribui significativamente para um aumento dos níveis de CK durante o primeiro dia de vida extra-uterina.

Gemilli[46] et. al. estudaram os níveis plasmáticos de ANP e de alsosterona, a atividade da renina plasmática (PRA), o hematócrito, a pressão arterial sistólica e diastólica (PA) avaliados em 15 bebés nascidos a termo por cesariana electiva (grupo CS) e em 15 bebés nascidos a termo por via vaginal (grupo vaginal). O modo de parto não influenciou os níveis de ANP no sangue do cordão umbilical e o seu aumento às 24th horas de vida. Em vez disso, os níveis mais baixos de PRA e de aldosterona plasmática foram mais elevados no grupo SC do que no grupo vaginal. Também o hematócrito e a PA foram influenciados pelo modo de parto. Os valores do hematócrito foram mais baixos no grupo do SC do que no grupo vaginal ao nascimento, bem como nas 24th horas de vida. Os valores da PA sistólica e diastólica eram os mesmos em ambos os grupos ao nascimento, mas às 24th horas de vida só se observaram aumentos no grupo vaginal. No quarto dia de vida, a perda de peso foi a mesma em ambos os grupos. Nossos achados sugerem que o modo de parto tem mais influência na adaptação da PA neonatal do que na homeostase do volume neonatal.

T. W. Rigge[47] et. at. estudaram os ecocardiogramas Doppler das válvulas tricúspide e mitral registados juntamente com o eletrocardiograma e a respiração em 22 recém-nascidos normais a termo. Um digitalizador com interface de computador foi utilizado para medir o seguinte Velocidades de pico E e A (cm/s); áreas E e A (os componentes da velocidade total tintegral no período passivo precoce de enchimento ventricular [E] e no período ativo tardio de esvaziamento arterial [A], respetivamente) e a fração de área de um terço (a proporção de enchimento no primeiro 1/3 do deastolr). Todas as variáveis de enchimento do ventrículo direito (tricúspide) versus esquerdo (mitral) foram significativamente diferentes no primeiro dia de vida.

T. Hata[48] et. al. investigaram a medição arterial fetal e neonatal precoce

[46] M.Gemelli et. al., "Effects of the Mode of Delivery on ANP and Renin-Aldosterone System in the Fetus and the Neonate" Eur. J. Obstet. Gynecol. Reprod. Biol. 19923 Feb. 28; 43(3) : 181.

[47] T. W. Rigge et. al., "Doppler Echocardiographic Evaluation of Right and Left Ventricular Daistolic Function in Normal Neonates" J. Am. Coll. Cardiol. 1989 Mar.; 13(3) : 700-5.

[48] T. Hata et. al., "Fetal Atrial Measurement Before and after Delivery : Correlation with Plasma Atrial Natriuretic Peptide" Gynecol. Obstet. Invest. 1992; 33(4) : 209-12.

correlacionada com o péptido natriurético arterial plasmático para avaliar a alteração circulatória antes e depois do parto num estudo longitudinal de 10 fetos normais desde uma semana antes até 5 dias depois do parto. Antes do parto, o valor da área arterial direita era significativamente maior do que o da área arterial esquerda; no entanto, não houve diferenças significativas entre as áreas arteriais esquerda e direita após o parto. O valor da área arterial direita antes do parto foi significativamente maior do que o valor da área arterial esquerda após o parto, enquanto a área arterial esquerda não se alterou antes e após o parto. O valor da área arterial combinada antes do parto também era maior do que o valor do peptídeo natriurético arterial plasmático após o parto não se alterou. Estes resultados sugerem que as alterações da circulação fetal para a neonatal causadas principalmente pela circulação pulmonar induzem a alteração do tamanho da artéria direita antes e depois do parto.

A. N. Strizhakov e V. A. Lebedev[49] utilizaram métodos clínicos, ultra-sónicos (fetoscopia, placentografia, dopplermetria do fluxo sanguíneo uteroplacentário e fetoplacentário) e radioimunológicos (medição das hormonas folículo-estimulantes e luteinizantes, estradiol, estriol, progesterona) para examinar 98 grávidas com uma cicatriz no útero. O período neonatal precoce foi objeto de um estudo aprofundado em alguns recém-nascidos. Foram medidos o equilíbrio ácido-base, os gases sanguíneos vasculares não bilaterais, a saturação de oxigénio no sangue arterial, a frequência cardíaca, a pressão sanguínea e a temperatura corporal. Não tendo uma ação negativa clara sobre o fluxo sanguíneo uteroplacentário e fetoplacentário, verificou-se que uma cicatriz inadequada é um fator de risco para a hipertrofia fetal. Devido às menores possibilidades de adaptação, os recém-nascidos de mães com uma cicatriz no útero devem constituir um grupo de risco para complicações no período neonatal. Conclui-se que a realização de cesarianas electivas repetidas no período próximo do parto é um dos factores que diminui a mortalidade e morbilidade perinatal dos recém-nascidos de mães com cicatriz no útero.

Utilizando a técnica de Doppler, H. Shuto[50] et. al. acompanharam as alterações pós-natais da velocidade do fluxo sanguíneo cerebral longitudinalmente. O índice de pulsatilidade (IP) foi medido em 91 recém-nascidos. Em 26 recém-nascidos de termo normais que estavam em posição supina, os IPs estavam inicialmente elevados (IP = 0,91+/- 0,10), diminuindo gradualmente nas primeiras 12 horas após o nascimento e permanecendo estáveis a partir daí (IP = 0,78+/- 0,05). Os IP tendem

---

[49] A. N. Strizhakov e V. A. Lebedev, "Clinacal Significance of Factors Affecting the Course of Pregnancy and the Status of Newborn Infants Born to Women with Uterine Scar" Akush. Ginekol. (Mosk.) 1991 Abr.; (4) : 13-8.

[50] H. Shuto et. al., "Longitudinal Determination of Cerebral Blood Flow Velocity in Neonates with the Doppler Technique" Neuropediatrics 1987 Nov.; 18(4) : 218-21.

a ser mais baixos nos recém-nascidos de cesariana, mas mantêm-se grosseiramente dentro dos limites da normalidade. Os bebés com baixo peso à nascença apresentaram IPs elevados durante as primeiras 12 horas após o nascimento. Os bebés em posição prona apresentaram um desvio padrão estreito na PI logo após o nascimento. Verificou-se uma correlação negativa entre o IP e a idade de conceção, sendo o coeficiente de correlação de 0,971. A fase do sono ativo, especialmente o período REM, foi considerada um fator importante que diminuiu a PI. Concluiu-se que a circulação cerebral neonatal se altera significativamente durante o período perinatal e é afetada por vários factores fisiológicos, especialmente as fases do sono, a posição dos bebés e a idade de conceção.

Com base em experiências clínicas, **K. Christensson**[51] et. al. sugeriram que os bebés nascidos por cesariana têm dificuldade em manter uma temperatura corporal normal durante as primeiras horas após o nascimento. Para testar esta hipótese, foram medidas e comparadas as temperaturas do corpo e da pele de recém-nascidos saudáveis nascidos de cesariana e de parto vaginal. Os bebés foram estudados durante os primeiros 90 minutos após o nascimento e as temperaturas da axila e da pele foram significativamente mais elevadas no grupo de parto vaginal do que nos bebés nascidos de cesariana. Os bebés nascidos de cesariana não electiva estavam ligeiramente mais quentes durante os primeiros 90 minutos após o nascimento, em comparação com os bebés nascidos de cesariana electiva. Não se registaram diferenças significativas de temperatura entre os bebés tratados num berço e os tratados numa incubadora. Uma incubadora cria uma barreira física entre os bebés e os pais e os cuidados na incubadora podem causar ansiedade nos pais. Assim, a rotina de colocar bebés saudáveis, nascidos de cesariana e de termo, em incubadoras pode ser abandonada do ponto de vista da termo-regularidade.

T. A. Mahmood[52] et. at. efectuaram um estudo num total de 563 pacientes primigestas brancas no Raigmore Hospital, para examinar a associação entre a altura materna e o tamanho do calçado e o resultado do parto. Verificou-se um aumento significativo da taxa de cesarianas nas mulheres de baixa estatura, mas não houve associação entre o modo de parto e o tamanho do calçado. Os bebés nascidos por via vaginal tinham pesos mais elevados à nascença com o aumento da altura e do tamanho do sapato. Os bebés nascidos por cesariana eram mais pesados do que os nascidos por via vaginal, mas o seu peso à nascença não mostrou qualquer relação com a altura ou o tamanho do sapato. O tamanho do sapato não é um preditor clínico útil para a probabilidade de desproporção cefalopélvica e, embora

---

[51] K. Christenssion et. al., "Lower Body Temperatures in Infants Delivered by Caesarean Section than in Vaginally Delivered Infants" Ata. Paediatr. 1993 Feb.; 82(2) : 128.
[52] T. A. Mahmood et. al., "Maternal Height, Shoe Size and Qutcome of Labour in White Premigravidas : A Prospective Anthropometric Study" B. M. J. 1988, Aug. 20-27; 297(6647) : 515-7.

a altura materna seja um melhor guia clínico para a adequação pélvica no trabalho de parto, 80% das mães com menos de 160 cm de altura tiveram parto vaginal. Um trajeto de parto bem conduzido deve ser considerado em todas as pacientes primigestas com apresentação cefálica, independentemente da altura materna ou do tamanho do calçado, se não existirem complicações obstétricas.

W. Wisestanakorn[53] et. al. efectuaram um estudo retrospetivo ao longo de um período de três anos, comparando o resultado fetal de primíparas de termo com parto vaginal e cesariana electiva. Foram 87 pacientes que nasceram por via vaginal e 176 por via abdominal. Não se registaram diferenças estatísticas no índice de Apger ao 1 e 5 minutos em relação às vias de parto, aos diferentes pesos fetais à nascença e à experiência obstétrica do acompanhante. Não se registaram mortes perinatais. O conceito de cesariana electiva em todas as primíparas de termo com pélvis franca deve ser reconsiderado.

S. E. Gottlieb e D. E. Barrett[54] realizaram um estudo sobre o impacto de uma cesariana primária imprevista na mãe, nos bebés e na interação durante o período perinatal e um mês após o parto. Participaram no estudo 34 pares mãe-bebé. 14 sujeitos tiveram um parto por cesariana não electiva e não urgente. 20 mães que deram à luz por via vaginal serviram de controlo. Todas as participantes tinham frequentado uma série de aulas de parto preparadas. O questionário materno e os dados de observação dos bebés foram recolhidos no dia 2 e no dia 30. A interação mãe-bebé nas sessões de ensino e de brincadeira foi avaliada no 30º dia. Verificou-se que o grupo da cesariana apresentava um maior número de complicações obstétricas, uma maior incidência de depressão materna e uma convalescença mais difícil. A experiência anterior com crianças surgiu como uma importante variável mediadora na análise do estado afetivo materno. Não foram detectadas diferenças comportamentais dos bebés em função do modo de parto. A discussão destaca as intervenções que podem ser utilizadas para minimizar as consequências emocionais negativas para as mulheres que dão à luz por cesariana.

G. Gathwale e I. Narayanan[55] estudaram o efeito no comportamento do bebé em 52 bebés avaliados pela Brazelton Neonatal Behaviour Assessment Scale (BNBAS), primeiro 24-48 horas após o nascimento e depois aos 28 dias de idade. Destes, 26 pertenciam ao grupo de parto vaginal normal (DVN), em que os bebés foram colocados no quarto com as mães imediatamente após o nascimento. Os

---

[53] W. Wisestanakorn et. al., "Fetal Outcome in Term Frank Breech Primipara Delivered Vaginally and by Eclective Caesarean Section" J. Med. Assoc. Thia. 1990 Feb.; 73 Suppl. 1 : 47-51.
[54] S. E. Gottlieb e D. E. Barrett, "Effects of Unnanaticipated Caesarean Section on Mothers, Infants and Their Interaction in the First Month of Life" J. Deb. Behav. Pediatr. 1986, Jan.; 7(3) : 180.
[55] G. Gathwale e I. Narayanan, "Caesarean Section and Delayed Contact : Effect on Baby's Behaviour" Indian Pediatr. 1990 Dec.; 27(12) : 1295-9.

outros 26 nasceram por cesariana (SC) e tiveram uma separação média de 2,8 +/-1,0 dias das suas mães. Os bebés do grupo NVD tiveram um melhor desempenho nos processos interactivos, tanto na avaliação inicial como na avaliação de seguimento. Foram mais activos inicialmente e no seguimento. Embora não tenham sido obtidas diferenças na avaliação inicial para o processo organizacional (resposta fisiológica ao stress e controlo do estado), o acompanhamento revelou que os bebés NVD sorriam mais, choravam menos e eram menos irritáveis.

Simion[56] et. al. estudaram que a NBAS (Brazelton, 1973) pode indexar diferenças no nível de organização neuro-comportamental de recém-nascidos panatológicos e normais. O presente estudo utilizou a NBAS para determinar se o tipo de parto, ou seja, cesariana ou vaginal espontâneo, pode influenciar o nível de organização neuro-comportamental no primeiro dia de vida. Para o efeito, dois grupos de recém-nascidos saudáveis, avaliados através da anamnese obstétrica e do índice de Afger, nasceram de cesariana e 10 nasceram de parto vaginal espontâneo. Os resultados não mostraram diferenças neuro-comportamentais para os cinco grupos da NBAS: Diminuição da resposta, Orientação, Motor, Alcance e Regulação dos estados. Este resultado não apoia a hipótese de que o nível de organização neuro-comportamental na primeira hora de vida pós-natal depende do tipo de parto. Deve-se considerar, no entanto, que os resultados nulos podem ser atribuídos à forma como a NBAS é administrada, de acordo com os critérios de Brazelton de "melhor desempenho" e flexibilidade do examinador. Essencialmente, estes critérios exigem que a NBAS seja administrada várias vezes seguidas, variando a ordem dos grupos e a ordem dos itens dentro de um grupo, até se obter o melhor desempenho. Assim, foi realizada uma segunda experiência, na qual foram tidas em conta as críticas e sugestões apresentadas por Prechtl (1982). Foram testados dois grupos de 10 recém-nascidos cada, seleccionados como anteriormente.

G. A. Palladi[57] et. al. investigaram o mecanismo de adaptação do feto e do recém-nascido à vida extra-uterina após parto normal e abdominal. Foram utilizados métodos laboratoriais e instrumentais para examinar o estado do feto intrauterino e o quadro clínico da adaptação do recém-nascido no período neonatal precoce: foram efectuados radioimunoensaios de dopamina, nor-adrenalina e adrenalina em fetos e recém-nascidos após parto normal e após cesariana realizada antes e durante o trabalho de parto. Os resultados demonstram que as mudanças de adaptação se desenvolvem mais tarde nos recém-nascidos após cesariana efectuada

---

[56] F. Simion et. al., "Influence of the Delivery on Neonatal Competence" Pediatr. Med. Chir. 1992 Jan.-Fev.; 14(3-6) : 29.
[57] G. A. Palladi et. al., "Birth Related Stress and Postpartum Adaptation of Newborn Infants after Caesarean Section" Akush. Ginekol. (Mosk.) 1992; (3-7): 27-30.

antes do parto do que nos nascidos espontaneamente ou por cesariana efectuada durante o parto. A mesma tendência pode ser observada nas alterações que se desenvolvem no sistema simpático-adrenal. Este resultado leva o autor a concluir que a cesariana planeada deve ser realizada após o início do trabalho de parto, se possível.

L. Lazarov[58] propôs-se estudar o estado do feto nascido por via vaginal após uma cesariana anterior e o estado do feto nascido de uma segunda cesariana. Estudou o estado de 304 crianças nascidas de parto vaginal após uma cesariana anterior e de 436 crianças nascidas de uma segunda cesariana, bem como a taxa de mortalidade neonatal precoce durante um período de dez anos (1980 - 1989). Chegou à conclusão de que a taxa de mortalidade neonatal precoce no primeiro grupo não é superior à do grupo posterior.

J. A. Lopez-Zeno[59] estudou uma multípara de 19 anos que deu à luz um bebé vivo por cesariana post mortem 22 minutos após a paragem cardíaca materna documentada e 47 minutos após a lesão fatal. O acompanhamento neonatal aos 18 meses de idade não demonstrou evidência de dano nevrálgico.

D Celleno[60] et. al. realizaram um estudo em quarenta mães submetidas a cesariana electiva sob anestesia geral, que foram distribuídas aleatoriamente para receber propofol 2,8 m.g. K.g.-^{1} (n = 20) ou tiopantona 5 m.g. K.g.-^{1} (n = 20) para indução da anestesia. 20 recém-nascidos nascidos de parto vaginal sem complicações foram também avaliados como controlos não mediados. Foram efectuados exames neuro-comportamentais 1, 4 e 24 horas após o parto. Os bebés do grupo do propofol tiveram pontuações de Apger mais baixas ao 1 e 5 minutos; 25% deles apresentaram hipotonia muscular aos 5 minutos. Este hipotónico não foi observado durante o exame da Escala Neuro-Comportamental Neonatal Precoce (ENNS). Os recém-nascidos examinados 1 hora após o nascimento, depois da anestesia materna com propofol, apresentaram uma depressão do estado de alerta, dos reflexos de picada de agulha e de colocação, e uma contagem média decrescente em moro e luz. Verificou-se uma irritabilidade gereralizada em 25% dos bebés. Esta depressão não foi observada às 4 horas.

M. A. Pasynkov[61] fez uma análise do decurso da gravidez em 95 doentes pós-cesariana, com ecografia, cardiografia pré-natal e cintigrafia placentária realizadas em 65 dessas doentes, demonstrando uma série de regularidades de importância

---

[58] L. Lazarov, "The Status of the Fetus Delivered Vaginally after a Period Caesarean Section and with a Second caesarean Section" Akush. Ginekol. (Soffia.) 1992; 31((1) : 78.

[59] J. A. Lopez-Zeno et. al., "Infant Survival Following Delayed Post-Mortem Caesarean Delivery" Obstet. Gynecol. 1990 Nov.; 76(5) : 991-2.

[60] D. Celleno et. al., "Neuro-Behavioural Effects of Propofol on Neonate Following Elective Caesarean Section" Br. J. Anaesth. 1989 junho; 62(6) : 649-54.

[61] M. A. Pasyankov, "Various Characteristics of the Course of Pregnancy and Its Outcome in Women with A History of Caesarean Section" Akush. Ginekol. (Mosk.) 1989 março; (3) : 39-42.

clínica. A fixação anterior da placenta, a cicatriz uterina incompetente, os abortos induzidos entre a primeira e a próxima cesariana são factores de alto risco para a morbilidade e mortalidade perinatal. Sugere-se que o sofrimento fetal intrauterino pode ser causado por perturbações da circulação uteroplacentária devido a alterações anatómicas na parede uterina anterior.

160 recém-nascidos foram estudados por **M. Zala**,[62] alguns deles com índice de Apger superior a 7 um minuto após o nascimento e outros com um índice inferior, através de monitorização contínua da pressão durante 60 minutos, com técnica oscilométrica automática não invasiva. Esta monitorização contínua apontou valores de pressão sistólica, média e diastólica variáveis úteis para o conhecimento da tendência da pressão durante os primeiros dias de vida, assim como para a sugestão de uma considerável oscilação da pressão arterial nas diferentes horas do dia. A variação da pressão, ligada ao tipo de parto e/ou ao índice de Apger, pareceu insignificante.

---

[62] M. Zala, "Monitorização dinâmica da pressão arterial neonatal utilizando o método oscilométrico" Pedritr. Med. Chir. 1988 Mar.-Abr.; 10(2) : 169-75.

Capítulo r 3

PROCEDIMENTO

Neste capítulo, descreve-se o procedimento adotado para a seleção dos sujeitos, as medidas de critério, a recolha de dados, a administração dos testes, a fiabilidade dos dados, o desenho do estudo e a técnica estatística utilizada para analisar os dados.

Seleção de temas

Foram seleccionados para este estudo 200 (duzentos) indivíduos de Bankura. O investigador contactou os directores das várias escolas do distrito de Bankura (Bengala Ocidental) para selecionar os sujeitos. A fim de conhecer o modo de nascimento, foi distribuída uma "folha de inquérito" a cada aluno das 9th e 10th normas de várias escolas. As folhas de inquérito foram preenchidas pelos pais dos alunos, informando-os do modo de nascimento dos seus filhos. Das folhas de inquérito devolvidas, preenchidas pelos pais dos alunos, foram seleccionados aleatoriamente 100 alunos de parto por cesariana e 100 alunos de parto normal como sujeitos deste estudo.

Critério Medidas

As medidas de critério escolhidas para testar a hipótese neste estudo foram seleccionadas da seguinte forma

Velocidade:

O tempo foi gasto para correr uma distância de 50 metros o mais rápido possível e registado com uma precisão de $1/100^{th}$ de segundo com a ajuda de um cronómetro.

Força (para o abdómen):

Número de abdominais com os joelhos dobrados executados corretamente num minuto.

Potência explosiva (da perna):

Distância horizontal máxima saltada com o salto em comprimento em pé e registada em metros.

Agilidade:

O tempo necessário para percorrer uma distância de 10 metros foi calculado quatro vezes e registado com uma aproximação de $1/100^{th}$ de segundo.

Resistência:

Foi medido em distância percorrida no teste de corrida/caminhada de 12 minutos de Cooper.

Frequência cardíaca:

Número de batimentos cardíacos por minuto em condições de repouso.

Tensão arterial:

Pressão exercida pelas paredes das artérias sobre o sangue circulante, em milímetros de mercúrio.

Frequência respiratória:

Número de inspirações ou expirações por minuto.

Capacidade vital:

A capacidade vital foi medida com a ajuda de um espirómetro de peso e registada em litros.

Teor de hemoglobina:

Teor de hemoglobina, em gramas por 100 mililitros de sangue, segundo o "método da hematina de Sahli".

Altura:

Foi medido com uma balança de parede e um quadro duro. O valor foi registado em metros.

Peso:

Foi medido com uma máquina de pesagem e registado em quilogramas.

Perímetro do peito:

O perímetro torácico foi medido com uma fita à volta do peito, ao nível dos mamilos dos indivíduos. A medida foi registada em centímetros.

Comprimento da perna:

O comprimento das pernas foi medido a partir do chão até ao tarso maior dos indivíduos e registado em centímetros.

Inteligência:

Foi utilizado um questionário, que foi pontuado com uma marca por cada resposta correcta, sem marcas para as perguntas ignoradas ou para as respostas erradas. O total de respostas correctas constituiu a pontuação dos indivíduos.

Recolha de dados

A recolha de dados foi efectuada em dois dias consecutivos para os alunos de parto normal e de cesariana, respetivamente, no estádio de Bankura e no seu auditório anexo, em condições idênticas. Pediu-se aos sujeitos que se reunissem no estádio às 6 horas da manhã do dia do teste. Antes do início dos testes, foi-lhes dada meia hora de repouso passivo. Os testes fisiológicos foram realizados inicialmente com a ajuda de médicos regulares e de pessoal qualificado no domínio da educação física e do desporto, seguidos de testes antropométricos e, por último, de testes de desempenho físico realizados com a ajuda de peritos e treinadores qualificados em educação física. No terceiro dia, a fim de medir a inteligência dos indivíduos de ambos os grupos, o teste do questionário psicológico foi efectuado em Rabindra Bhaban às 8h30.

Administração dos testes

Corrida de 50 metros

Objetivo :

Foi efectuada uma corrida de 50 metros para obter dados sobre a velocidade.

Equipamento :

1) badalo 2) cronómetro 3) fita de aço.

Procedimento :

Correram dois indivíduos de cada vez. Ambos tomaram a posição de partida atrás da linha de partida. O início da corrida foi dado pelo toque do badalo, utilizando o comando "ao seu sinal", "preparado", seguido de palmas. O tempo de cada sujeito foi registado pelos cronometristas que estavam colocados na linha de chegada.

Pontuação :

O período de tempo decorrido entre o sinal de partida e o momento em que os sujeitos cruzaram a linha de chegada foi registado, com uma aproximação de cem segundos, como a pontuação dos sujeitos.[63]

Abdominais com os joelhos dobrados

Objetivo :

Para obter dados sobre a força do músculo do abdómen, foram administradas flexões de joelhos.

Equipamento :

1) Tapete 2) Cronómetro,

Procedimento :

Os sujeitos assumiram uma posição deitada em decúbito dorsal, com os joelhos flectidos num ângulo inferior a 90 graus e as mãos cruzadas atrás do pescoço. Os pés foram segurados firmemente por um parceiro.

Para efetuar abdominais :

(I)   O sujeito trouxe a cabeça e os cotovelos para a frente para fazer o movimento de enrolar.

(II)   Cotovelos tocados nos joelhos.

(III)   Ao regressar à posição supina, os cotovelos tocam sempre no chão.

---

[63] Mathews, Measurement In Physical Education, p. 84.

Pontuação :

O número de abdominais corretamente executados num minuto.[64]

Salto em pé

Objetivo :

Foi efectuado um salto em comprimento em pé para obter dados sobre a potência explosiva das pernas.

Equipamento :

(i) Pula-pula (ii) fita de aço

Procedimento :

Foi traçada uma linha de descolagem perto de um dos bordos do fosso de saltos. O sujeito foi convidado a posicionar-se com os dedos dos pés logo atrás da linha de descolagem e com os pés ligeiramente afastados. Descolando com os dois pés em simultâneo, saltava o mais longe possível e aterrava sobre os dois pés. Ao saltar, o saltador agachava-se ligeiramente e balançava os braços para a frente para facilitar o salto. Foram dados três percursos a cada indivíduo, tendo sido registado o melhor de entre eles.

Pontuação :

A melhor das três distâncias percorridas pelo saltador foi registada em metros.[65]

4 X 10 metros Shuttle Run

Objetivo :

Para medir a agilidade, foi efectuado um teste de corrida de vaivém de 4 x 10 metros.

Equipamento :

(i) Dois blocos de madeira de 2 polegadas X 2 polegadas X 4 polegadas
(ii) cronómetro

Procedimento :

Foram marcadas duas linhas paralelas no chão, separadas por 10 metros. Os blocos de madeira foram colocados atrás de uma das linhas. O sujeito partia de trás da outra linha. Ao sinal de "avançar", o sujeito correu para o bloco e apanhou um bloco, correu de volta para a linha de partida e colocou o bloco atrás da linha. Depois, voltou a correr e apanhou o segundo bloco, que transportou novamente para o outro lado da linha de partida.

O tempo de cada corredor foi registado por dois cronometristas. O tempo mais baixo, com uma aproximação de 100th de segundo, foi registado. Foram efectuados dois percursos com um intervalo de descanso suficiente.

---

[64] Barry L. Johnson e Jack K. Nelson, Practical Measurement For Evaluation In Physical Education, 3rd Ed. (Surjeet Publication 1982), PP. 124-128.
[65] Ibid., p. 215.

Pontuação :

O melhor tempo dos dois percursos foi registado com uma aproximação de 100th de segundo como a pontuação do sujeito em agilidade.[66] Teste de corrida/caminhada de 12 minutos

Objetivo :

Para medir a resistência cardiovascular dos indivíduos, foi efectuado o "Cooper's 12 minutes run/walk test"[67] .

Equipamento :

(i) cassete (ii) apito

Procedimento :

O teste foi efectuado na pista de 400 metros. Os sujeitos foram convidados a correr fora da linha interior da pista. Havia várias marcações da linha interior a cada 10 metros de distância uma da outra, a partir da linha de partida. Todos os sujeitos foram divididos em 5 grupos. Foi selecionado um marcador de voltas para cada corredor, para contar as voltas. Cada grupo reuniu-se atrás da linha de partida e começou a correr logo após um apito, com instruções completas para percorrer a distância em corrida contínua e, quando não fosse possível correr, caminhar o mais possível dentro do tempo limite de 12 minutos. Ao sinal de paragem, dado por um apito, os participantes permaneciam no local onde se encontravam e os administradores do teste, com a ajuda de um marcador de voltas, registavam a distância percorrida por cada um dos participantes. Todos os grupos correram uns atrás dos outros.

Pontuação :

A distância percorrida pelos sujeitos em 12 minutos de corrida/caminhada foi registada em metros como a pontuação dos sujeitos.

Frequência cardíaca em repouso

Objetivo :

Para medir o ritmo cardíaco dos indivíduos.

Equipamento :

(i) cronómetro (ii) tapete

Procedimento :

Pediu-se aos sujeitos que repousassem em posição supina deitada no tapete durante cerca de vinte minutos. Quando a frequência cardíaca em repouso atingiu o mínimo, o académico mediu o batimento cardíaco colocando o dedo suavemente sobre as artérias carótidas e a palpação por minuto foi contada por um cronómetro.

Pontuação :

---

[66] Ibid., p. 214.
[67] Mathews, Measurement In Physical Education, p. 278.

A pontuação foi registada como o número de batimentos num minuto.[68]

Pressão arterial

Objetivo :

Medir a tensão arterial sistólica e diastólica dos indivíduos.

Equipamento :

(i) Esfigmomanómetro (ii) Estetoscópio

Procedimento :

Os sujeitos foram colocados em posição supina deitada no tapete e o culto do manómetro foi atado no braço esquerdo e gradualmente bombeado para encher a leitura da pressão mostrando cerca de 200 mm/Hg. O diafragma do estetoscópio foi colocado na dobra do cotovelo para detetar a pulsação da artéria braquial e a pressão foi gradualmente reduzida.

Pontuação :

O ponto de aparecimento da pulsação foi registado como a pressão sistólica e o ponto de desaparecimento da pulsação foi registado como a pressão diastólica. A leitura foi registada em mm/Hg.[69]

Capacidade vital

Objetivo :

Medir a capacidade pulmonar dos indivíduos.

Equipamento :

(i) espirómetro húmido

Procedimento :

Após algumas respirações normais, o indivíduo respirava fundo e expirava para o espirómetro húmido com a maior força possível. A ejeção do ar foi lida na escala fixada no espirómetro húmido. Teve-se o cuidado de evitar a saída de ar pelo nariz ou pelos bordos da boquilha.

Pontuação :

O resultado foi registado em litros, conforme indicado pela escala anexada ao espirómetro.[70]

Frequência respiratória

Objetivo :

Para medir a taxa de inspiração ou expiração.

Equipamento :

(i) cronómetro (ii) tapete

Procedimento :

---

[68] Laurance E. Morehouse, Laboratory Manual Physiology of Exercise (St. Louis : The Mosby Company, 1972), p. 66.

[69] Larry G. Shaver, Essential of Exercise Physiology (Minnesota: Burgess Publishing Company, 1982), p. 102.

Pediu-se aos sujeitos que repousassem em posição supina deitada no tapete. A frequência respiratória foi medida colocando a mão imediatamente antes da cavidade torácica, ou seja, no diafragma. O investigador utilizou um cronómetro para medir a frequência respiratória.

Pontuação :

O número total de exalações ou inalações por minuto foi registado para cada um dos sujeitos.

Teor de hemoglobina

Objetivo :

O método da hematina ácida de Sahil foi utilizado para a deteção do teor de hemoglobina.

Equipamento :

(i) Hemómetro (ii) Ácido clorídrico (iii) Água destilada [70]

Procedimento :

As pontas dos dedos do indivíduo foram esterilizadas com álcool etílico absoluto e, em seguida, a pele foi perfurada com a agulha de Frank para fazer sair o sangue. Exercer uma ligeira pressão sobre o dedo para expelir o sangue, que foi deixado entrar no tubo capilar pela força da gravidade, até se atingir a marca dos 20 cc. Tomar cuidado para que não surjam bolhas de ar no tubo. O sangue foi soprado quantitativamente para o tubo do hematómetro no suporte, contendo ácido clorídrico N/10 até à marca de 2 ml, tendo sido devidamente misturado com o agitador e o líquido adquirido uma cor castanha. Deixou-se repousar durante cinco minutos. A esta solução foi adicionada água destilada, gota a gota, seguida de uma mistura adequada até a cor da solução no hematómetro ficar estável. Em seguida, a celebração do tubo do hematómetro no menisco inferior da solução foi anotada como percentagem de hemoglobina do indivíduo.

Altura

Objetivo :

Medir a altura dos indivíduos.

Equipamento :

(i) Balança de parede (ii) Quadro duro

Procedimento :

A altura foi medida com os indivíduos de pé, erectos e sem sapatos, contra uma escala marcada numa parede. O sujeito apoiou-se na parede com os calcanhares, as nádegas e as costas. O sujeito foi instruído a manter os calcanhares juntos, a cabeça nivelada sem inclinação e a respirar fundo enquanto a medição era

---

[70] Wayne E. Sinning e Peter V. Karpovich, Physiology of Muscular Activity 7th ed. (Philadelphia : W. B. Saunder Company, 1971), p. 151. (Philadelphia : W. B. Saunder Company, 1971), P. 151.

efectuada. Uma tábua dura e rígida foi colocada horizontalmente na cabeça, pressionando ligeiramente a cabeça e tocando na escala marcada na parede. Pediu-se ao sujeito que se afastasse e a leitura indicada pela placa rígida na escala.

Pontuação :

A altura foi registada em metros.[71]

Peso

Objetivo :

Medir o peso dos indivíduos.

Equipamento :

(i) Máquina de pesagem

Procedimento :

O peso do indivíduo foi medido numa máquina de pesagem antropométrica de laboratório do tipo alavanca. O indivíduo, vestindo calções e colete, coloca-se no centro da máquina de pesagem e o peso é registado a partir da agulha indicadora do mostrador.

Pontuação :

O peso foi lido e registado em termos de quilogramas.[72]

Comprimento da perna

Objetivo :

Medir o comprimento das pernas dos indivíduos.

Equipamento :

(i) Fita de aço

Procedimento :

Medida do trocânter maior ao folheto.

Pontuação :

A medida foi efectuada desde o trocânter maior até ao chão, em centímetros. Depois foi convertida para metros.[73]

Perímetro do peito

Objetivo :

Medir o perímetro torácico dos indivíduos.

Equipamento :

(i) fita de aço

Procedimento e classificação :

Pediu-se ao sujeito que se mantivesse ereto com uma respiração normal. A medição foi efectuada logo abaixo do mamilo, à volta do peito. A medida foi

---

[71] J. E. L. Carter, Physical Structure of Olympic Athletes (Londres: S. Karger, 1987), p. 181.

[72] Ibid., p. 151

[73] Johnson e Nelson, Practical Measurement For Evaluation In Physical Education, p. 180.

efectuada em centímetros. Depois foi convertida em metros.

Teste de inteligência

Para obter os níveis de inteligência, o investigador utilizou o "Group Test of Intelligence" de Ojha e Roychowdhury.[74]

O questionário era composto por cento e dez perguntas em nove páginas. O questionário foi dividido em oito subtestes. Cada subteste tinha um tempo fixo para ser respondido, como se segue.

S. Não.	Itens de testeNúmeros OfC	Tempo Perguntas	Dado
1.	O estranho	15	3 min
2.	Correspondência	15	4"
3.	Sinónimos	20	4"
4.	Capacidade matemática	12	5"
5.	Preencher os espaços em	13	5"
6.	Descobrir a relação	10	3 "
7.	Descubra o melhor de várias respostas	10	3"
8.	a. Organização das cartas	8	12 "
	b. descobrir as melhores palavras	7	
		110	40 "

Pediu-se a todos os sujeitos que se sentassem confortavelmente e aconselhou-se-lhes que tivessem paz de espírito e não fossem perturbados pelo exterior antes do início do teste. Após a distribuição do questionário e da folha de respostas, todos os participantes foram informados sobre o objetivo e o procedimento do teste. As instruções que se seguem foram transmitidas aos participantes e mencionadas no folheto do teste.

Os sujeitos foram informados sobre o teste de inteligência e foram dados quarenta minutos para a sua realização. Foram explicados exemplos de vários tipos de problemas do teste antes de os sujeitos tentarem efetuar o teste. Todas as perguntas eram feitas numa linguagem simples.

em todos os casos, eram dadas respostas alternativas e era pedido aos sujeitos que escolhessem a resposta correcta. Só havia uma resposta correcta para cada pergunta e cada resposta correcta valia um ponto. Era muito raro que uma pessoa conseguisse completar todas as perguntas. Por isso, os sujeitos eram aconselhados a marcar muito rapidamente e a resolver com exatidão o maior número de perguntas

---

[74] Ojha e Roy Choudhury, Group Test of Intelligence (Agra: National Psychological Corporation).

possível. Os sujeitos foram instruídos a passar ao subteste seguinte depois de terminado o subteste anterior. Após a conclusão dos oito subtestes, as folhas de respostas preenchidas foram recolhidas e devidamente etiquetadas.

Pontuação:

As folhas de respostas foram classificadas com a ajuda de uma chave de classificação fornecida para o efeito. Para tal, bastava colocar a grelha de pontuação na folha de respostas, de modo a que a resposta-chave da "página um" ficasse exatamente sobre os pontos de interrogação e as outras colunas do número da pergunta. As respostas erradas eram riscadas com lápis vermelho. A pontuação foi contada com a adição das respostas correctas de cada página, que foram escritas no espaço previsto para o efeito na folha de respostas. O número total de respostas correctas foi considerado como a pontuação dos sujeitos.

Fiabilidade dos dados

O método de teste-reteste foi utilizado para determinar a fiabilidade dos dados, ou seja, os resultados do teste-reteste para este fim. O desempenho dos sujeitos foi registado em dois dias diferentes, em condições semelhantes, com um intervalo de dois dias entre eles. Utilizou-se o método de correlação Momento-Produto de Pearson para determinar o coeficiente de correlação para as pontuações do teste-reteste, que são apresentadas no quadro 1.

QUADRO A

COEFICIENTE DE FIABILIDADE DOS DADOS

Itens de teste	Coeficiente de correlação "r
Velocidade	.91
Força para o abdómen	.92
Força explosiva da perna	.94
Agilidade	.91
Resistência	.91
Frequência cardíaca	.97
Tensão arterial sistólica	.97
Pressão arterial diastólica	.97
Capacidade vital	.95
Frequência respiratória	.98
Teor de **hemoglobina**	.99
Altura	.99
Peso	.99
Comprimento da perna	.99
Perímetro do peito	.98

Conceção do estudo

Foram seleccionados aleatoriamente 100 alunos do sexo masculino com cesariana e 100 alunos do sexo masculino com parto normal nas normas 9th e 10th. Para comparar as variáveis físicas, fisiológicas, antropométricas e psicológicas seleccionadas entre estudantes de cesariana e de parto normal, foi utilizado o desenho de grupo aleatório.

Procedimento estatístico

Para estabelecer a fiabilidade dos dados, foi utilizado o método de correlação Momento-Produto de Pearson. Para comparar as variáveis físicas, fisiológicas, antropométricas e psicológicas seleccionadas entre as parturientes de cesariana e de parto normal, foi utilizado o teste T. A significância foi fixada num nível de confiança de 0,05.

Capítulo 4

ANÁLISE DOS DADOS E RESULTADOS DO ESTUDO

A análise dos dados e os resultados do estudo, com o objetivo de comparar as variáveis físicas, fisiológicas, antropométricas e psicológicas seleccionadas entre estudantes de cesariana e de parto normal, são apresentados neste capítulo.

<u>Conclusões</u>

Para comparar as variáveis físicas (velocidade, força abdominal, força explosiva das pernas, agilidade e resistência), fisiológicas (frequência cardíaca, pressão arterial, capacidade vital, frequência respiratória e teor de hemoglobina), antropométricas (altura, peso, comprimento das pernas e perímetro torácico) e psicológicas (inteligência) entre alunos de cesariana e alunos de parto normal, foi utilizada a razão "t". O nível de significância foi fixado em 0,05 de confiança. Os resultados são apresentados nos quadros 2 a 17.

Quadro 1

Grupo	Média	S.D.	Média Diferença	rácio "t
Estudantes de parto por cesariana	8.531	.539		
			0.73	.73
Alunos de parto normal	8.458	.461		

Tabela "t" .05(98) =1,98

O quadro 2 revela que não existe diferença significativa entre os alunos que participaram numa cesariana e os alunos que participaram num parto normal no que respeita à velocidade, uma vez que o "t" calculado é de 0,73, inferior ao "t" tabelado de 1,98 a um nível de

FIGURE-1

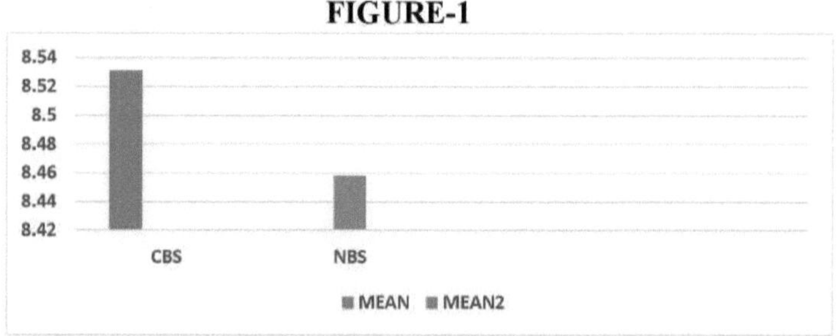

SIGNIFICÂNCIA DA DIFERENÇA MÉDIA DE VELOCIDADE ENTRE ESTUDANTES DE CESARIANA E DE PARTO NORMAL

Comparação da diferença média de velocidade

Quadro 2 SIGNIFICADO DA DIFERENÇA MÉDIA NA FORÇA (PARA O ABDOMEN) ENTRE ESTUDANTES DE NASCIMENTO CAESARÉICO E NORMAL

Grupo	Média	S.D.	Média Diferença	rácio "f
Estudantes de parto por cesariana	25.39	4.803		
			.36	1.15
Alunos de parto normal	25.75	4.864		

Tabela "t" .05(98) =1,98

Observa-se na tabela 3 que não existe uma diferença significativa entre os alunos de cesariana e de parto normal relativamente à força, porque o valor do 't' calculado é inferior ao valor do 't' tabelado a um nível de confiança de 0,05.

Comparação da diferença média da força (para o abdómen)

FIGURE-2

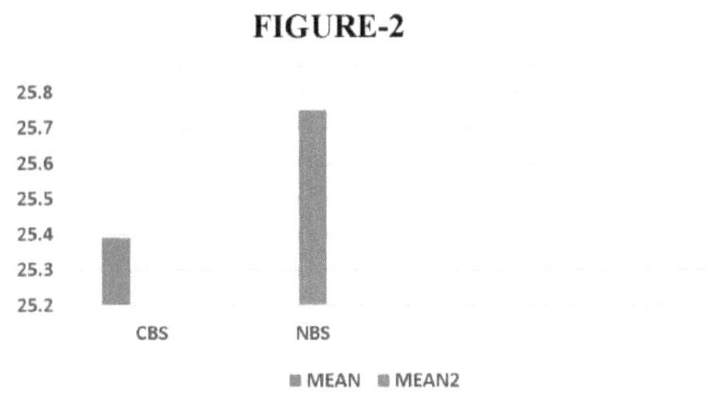

Quadro 3 SIGNIFICADO DA DIFERENÇA MÉDIA DO PODER EXPLOSIVO (DA PERNA) ENTRE ESTUDANTES DO NASCIMENTO NORMAL E DO NASCIMENTO CAESARIANO

Grupo	Média	S.D.	Média Diferença	rácio "f
Estudantes de parto por cesariana	1.82	.169		
			.06	.94
Alunos de parto normal	1.76	.163		

Tabela "t" .05(98)=1,98

A Tabela 4 mostra que o valor 't' calculado dos alunos de cesariana e de parto normal sobre a força explosiva da perna foi menor do que o valor 't' tabelado. Por conseguinte, não houve diferença significativa entre os dois grupos no que respeita à força explosiva da perna.

Comparação da diferença média na potência explosiva (da perna)

FIGURE-3

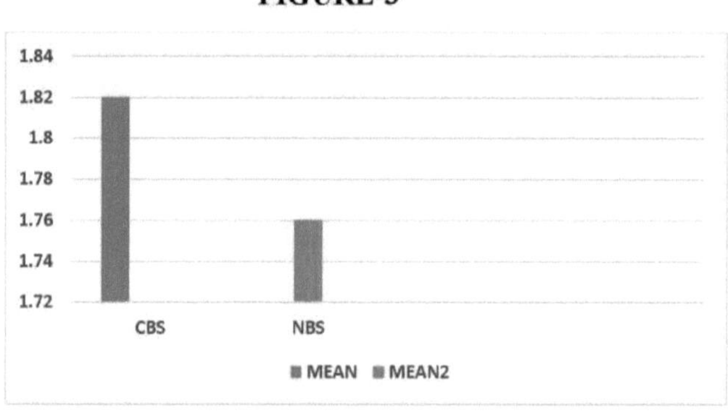

Quadro 4

**SIGNIFICÂNCIA DA DIFERENÇA MÉDIA NA AGILIDADE ENTRE
ESTUDANTES DE CESARIANA E DE PARTO NORMAL**

Grupo	Média	S.D.	Média Diferença	rácio "t
Estudantes de parto por cesariana	11.142	.535		
			.13	1.34
Alunos de parto normal	11.012	.401		

Tabela "t" .05(98)=1,98

A Tabela 5 indica que não há diferença significativa entre os alunos de cesariana e de parto normal na agilidade, uma vez que o 't' calculado de 1,34 é inferior ao 't' tabelado de 1,98 a um nível de confiança de 0,05.

Comparação da diferença média na agilidade

FIGURE-4

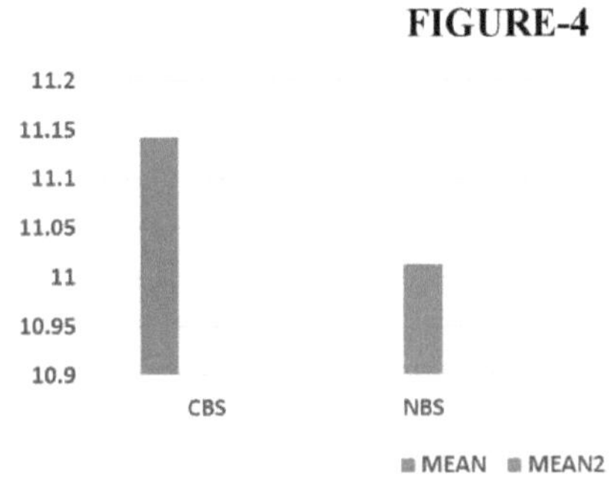

Quadro 5
SIGNIFICÂNCIA DA DIFERENÇA MÉDIA DE RESISTÊNCIA ENTRE ESTUDANTES DE CESARIANA E DE PARTO NORMAL

Grupo	Média	S.D.	Média Diferença	rácio "f
Estudantes de parto por cesariana 1988.95	231.856			
		.85		.39
	236.117			
Estudantes de parto normal 1989.8				

Tabela "t" .05(98)=1,98

A Tabela 6 revela que o valor 't' calculado de 0,39 era inferior ao valor 't' tabelado de 1,98, pelo que indicava que não havia diferença significativa entre os alunos de cesariana e de parto normal no que respeita à resistência.

Comparação da diferença média na resistência

FIGURE-5

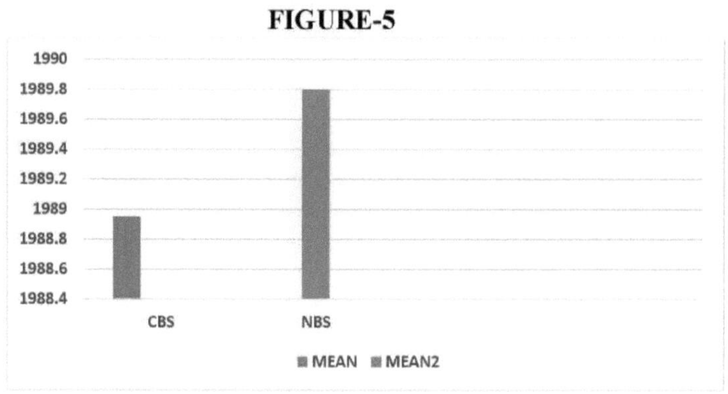

Quadro 6

SIGNIFICÂNCIA DA DIFERENÇA MÉDIA DA FREQUÊNCIA CARDÍACA ENTRE ESTUDANTES DE CESARIANA E DE PARTO NORMAL

Grupo	Média	S.D.	Média Diferença	rácio "t
Estudantes de parto por cesariana	80.11	7.18		
			.09	.24
Alunos de parto normal	80.2	6.652		

Tabela "t" .05(98)=1,98

Observa-se na tabela 7 que não há diferença significativa entre os alunos de cesariana e de parto normal no que respeita à frequência cardíaca, uma vez que o valor "t" calculado é inferior ao valor "t" tabelado a um nível de confiança de 0,05.

Comparação da diferença média da frequência cardíaca

FIGURE-6

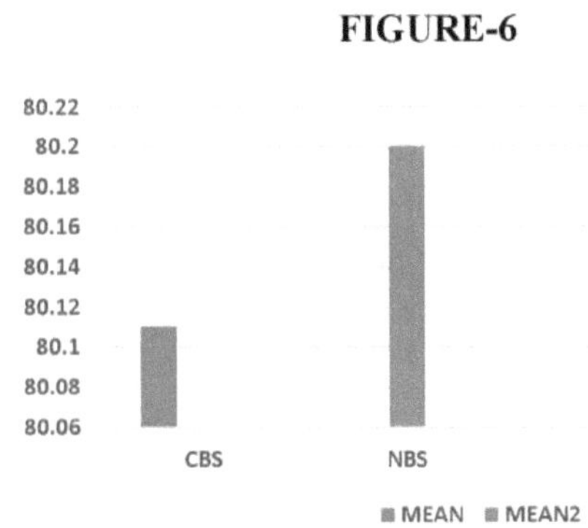

Quadro 7

**SIGNIFICÂNCIA DA DIFERENÇA MÉDIA DA PRESSÃO ARTERIAL
SISTÓLICA ENTRE ESTUDANTES DE CESARIANA E DE PARTO
NORMAL**

grupo	Média do	S.D.	Média Diferença	rácio "t
Estudantes de parto por cesariana 119,27	7.59			
			.18	.48
Alunos com parto normal 119,09	6.198			

Tabela "t" .05(98)=1,98

A Tabela 8 mostra que o valor do 't' calculado é inferior ao valor do 't' tabelado. Isso indica que não houve diferença significativa entre as estudantes que tiveram cesariana e as que tiveram parto normal na pressão arterial sistólica.

Comparação da diferença média da pressão arterial sistólica

FIGURE-7

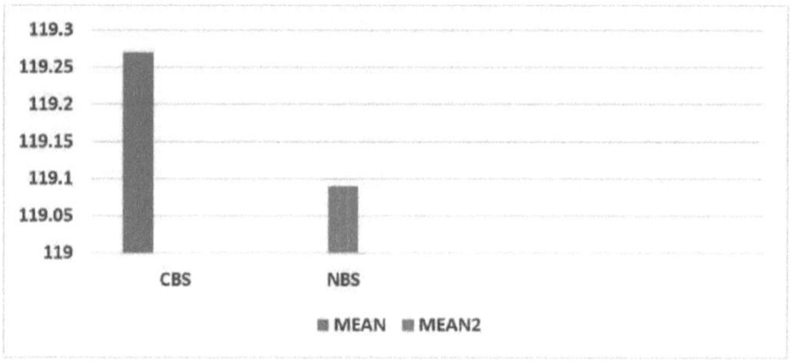

Quadro 8

SIGNIFICÂNCIA DA DIFERENÇA MÉDIA DA PRESSÃO ARTERIAL DIASTÓLICA ENTRE ESTUDANTES DE CESARIANA E DE PARTO NORMAL

Grupo	Média	S.D.	Média Diferença	rácio "f
Estudantes de parto por cesariana	79.36	2.844		
			.15	.67
Alunos de parto normal	69.51	2.104		

Tabela "t" .05(98)=1,98

A Tabela 9 mostra que o valor do 't' calculado é inferior ao valor do 't' tabelado. Isso indica que não houve diferença significativa entre os alunos que tiveram cesariana e os que tiveram parto normal na pressão arterial diastólica.

Comparação da diferença média da pressão arterial diastólica

FIGURE-8

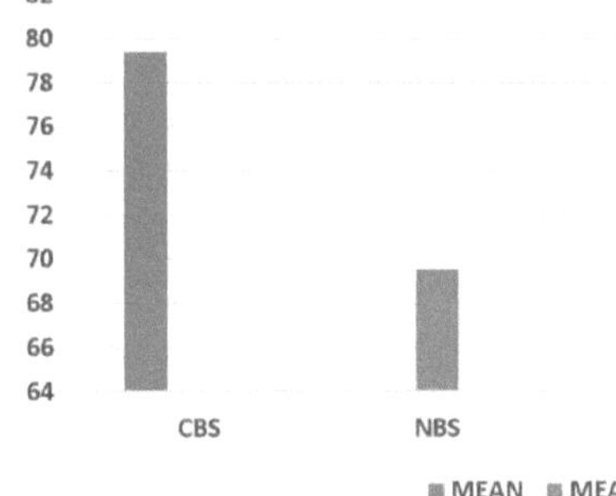

Quadro 9

**SIGNIFICÂNCIA DA DIFERENÇA MÉDIA DA CAPACIDADE VITAL
ENTRE ESTUDANTES DE CESARIANA E DE PARTO NORMAL**

Grupo	Média	S.D.	Média Diferença	rácio "t
Estudantes de parto por cesariana	2.58	.39		
			.12	1.39
Alunos de parto normal	2.46	.32		

Tabela "t" .05(98)=1,98

A Tabela 10 revela que não houve diferença significativa entre os alunos que tiveram cesariana e os que tiveram parto normal no que respeita à capacidade vital, uma vez que o valor 't' calculado de 1,9 é inferior ao valor 't' tabelado de 1,98 a um nível de confiança de 0,05.

Comparação da diferença média da capacidade vital

FIGURE-9

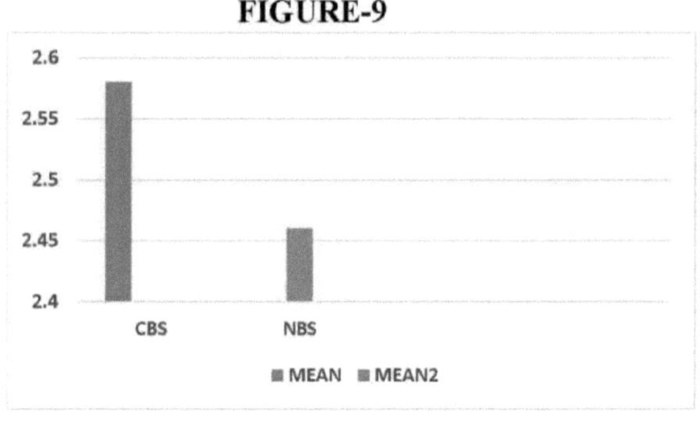

Quadro 10

SIGNIFICÂNCIA DA DIFERENÇA MÉDIA DA FREQUÊNCIA RESPIRATÓRIA ENTRE ESTUDANTES DE CESARIANA E DE PARTO NORMAL

Grupo	Média	S.D.	Média Diferença	rácio "f
Estudantes de parto por cesariana	28.3	3.371		
			.37	1.41
Alunos de parto normal	27.93	3.482		

Tabela "t" .05(98)=1,98

A Tabela 11 indica que o 't' calculado de 1,41 é inferior ao 't' tabelado de 1,98. Portanto, não houve diferença significativa entre os alunos de cesariana e de parto normal na frequência respiratória.

Comparação da diferença média da frequência respiratória

FIGURE-10

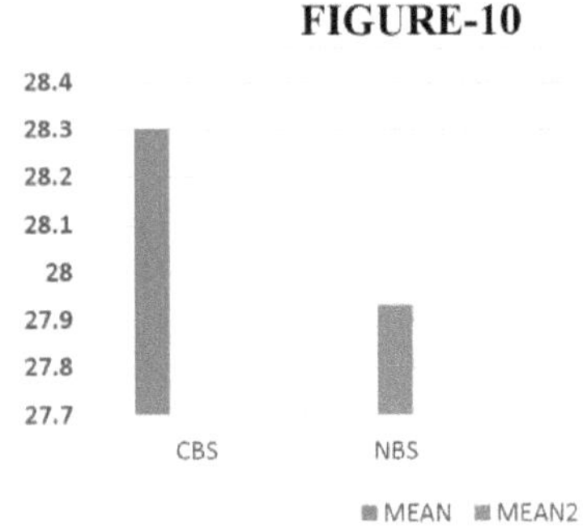

SIGNIFICÂNCIA DA DIFERENÇA MÉDIA DO TEOR DE HEMOGLOBINA ENTRE ESTUDANTES DE CESARIANA E DE PARTO NORMAL

Grupo	Média	S.D.	Média Diferença	rácio "f
Estudantes de parto por cesariana	10.29	.752		
			.18	1.47
Alunos de parto normal	10.47	.73		

A Tabela 12 revela que não houve diferença significativa entre os alunos de cesariana e de parto normal no conteúdo de hemoglobina, uma vez que o valor 't' calculado de 1,47 é inferior ao valor 't' tabelado de 1,98 a um nível de confiança de 0,05.

Comparação da diferença média do teor de hemoglobina

FIGURE-11

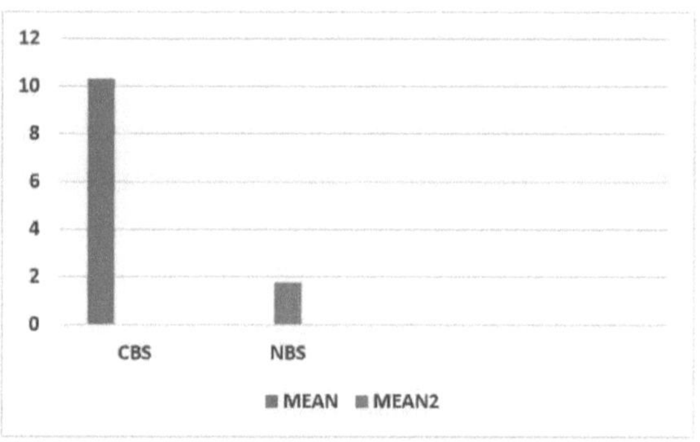

Quadro 12

SIGNIFICÂNCIA DA DIFERENÇA MÉDIA DE ALTURA ENTRE ESTUDANTES DE CESARIANA E DE PARTO NORMAL

Grupo	Média	S.D.	Média Diferença	rácio "t
Estudantes de parto por cesariana	1.64	.07		
			.01	.39
Alunos de parto normal	1.63	.061		

Tabela "t" .05(98)=1,98

A Tabela 13 indica que não há diferença significativa entre os alunos que tiveram cesariana e os que tiveram parto normal em relação à altura, pois o 't' calculado é menor do que o 't' tabelado.

Comparação da diferença média em altura

FIGURE-12

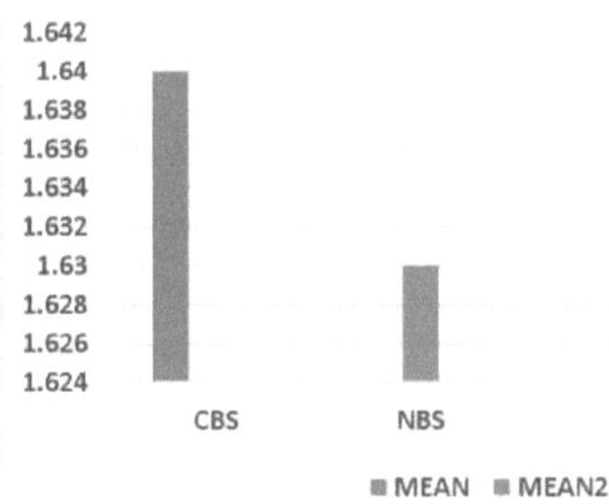

Quadro 13

**SIGNIFICÂNCIA DA DIFERENÇA MÉDIA DE PESO ENTRE
ESTUDANTES DE CESARIANA E DE PARTO NORMAL**

Grupo	Média	S.D.	Média Diferença	rácio "t
Estudantes de parto por cesariana	45.26	8.05		
			.64	1.61
Alunos de parto normal	44.62	7.676		

Tabela "t" .05(98)=1,98

A Tabela 14 mostra que o valor do 't' calculado é inferior ao valor do 't' calculado a um nível de confiança de 0,05. Isto indica que não houve diferença significativa entre os alunos que tiveram cesariana e os que tiveram parto normal no que respeita ao peso.

FIGURE-13

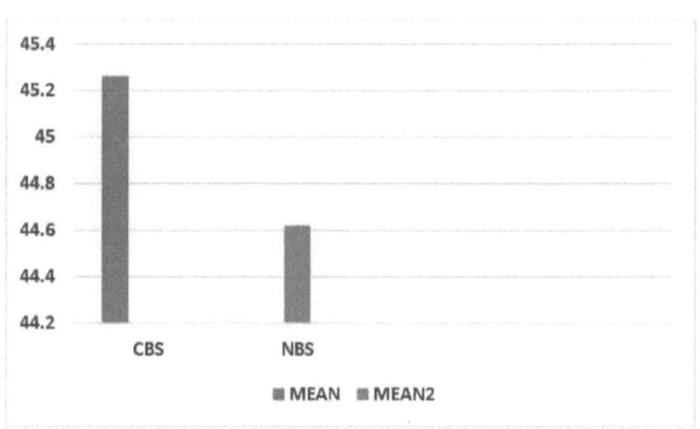

Comparação da diferença média de peso

Quadro 14
SIGNIFICÂNCIA DA DIFERENÇA MÉDIA DO COMPRIMENTO DA PERNA ENTRE ESTUDANTES DE CESARIANA E DE PARTO NORMAL

Grupo	Média	S.D.	Média Diferença	rácio "t
Estudantes de parto por cesariana	.818	.036		
			.007	.27
Alunos de parto normal	.811	.036		

Tabela "t" .05(98)=1,98

A Tabela 15 revela que não há diferença significativa entre os alunos de cesariana e de parto normal no que respeita ao comprimento das pernas, uma vez que o 't' calculado de 0,27 é inferior ao 't' tabelado de 1,98 a um nível de confiança de 0,05.

FIGURE-14

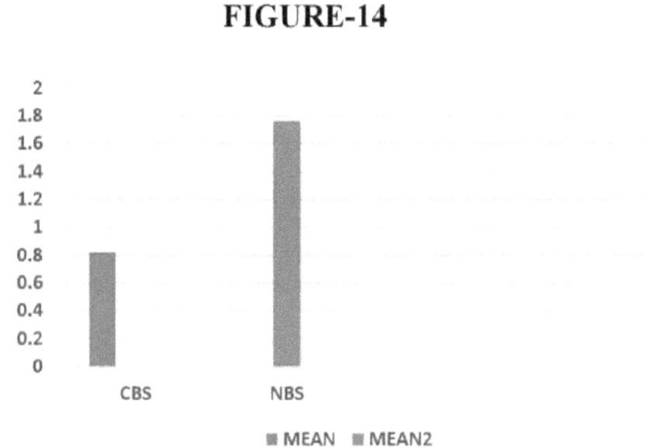

Comparação da diferença média do comprimento da perna

Quadro 15
SIGNIFICÂNCIA DA DIFERENÇA MÉDIA DO PERÍMETRO TORÁCICO
ENTRE ESTUDANTES DE CESARIANA E DE PARTO NORMAL

Grupo	Média	S.D.	Média Diferença	Rácio Ï
Estudantes de parto por cesariana	.741	,066		
			.009	.27
Alunos de parto normal	.732	.057		

Tabela "t" .05(98)=1,98

O quadro 16 indica que não existe uma diferença significativa entre os alunos de cesariana e de parto normal no que respeita ao perímetro torácico, uma vez que o "t" calculado é inferior ao "t" tabelado

FIGURE-15

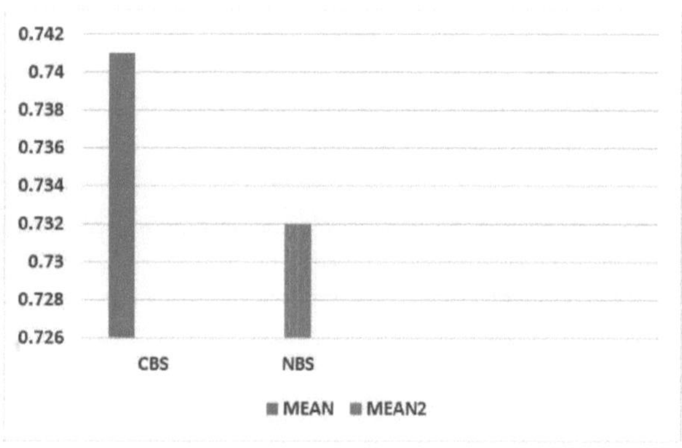

Comparação da diferença média do perímetro torácico

Quadro 16
**SIGNIFICÂNCIA DA DIFERENÇA MÉDIA DE INTELIGÊNCIA ENTRE
ESTUDANTES DE CESARIANA E DE PARTO NORMAL**

Grupo	Média	S.D.	Média Diferença	't' rácio
Estudantes de parto por cesariana	66.55	9.341		
			.45	1.30
Alunos de parto normal	65.99	10.098		

Tabela "t" .05(98)=1,98

A Tabela 17 revela que não existe uma diferença significativa entre os alunos com cesariana e com parto normal no que respeita à inteligência, uma vez que o 't' calculado de 1,30 é inferior ao 't' tabelado de 1,98 a um nível de confiança de 0,05.

Comparação da diferença média de inteligência

FIGURE-16

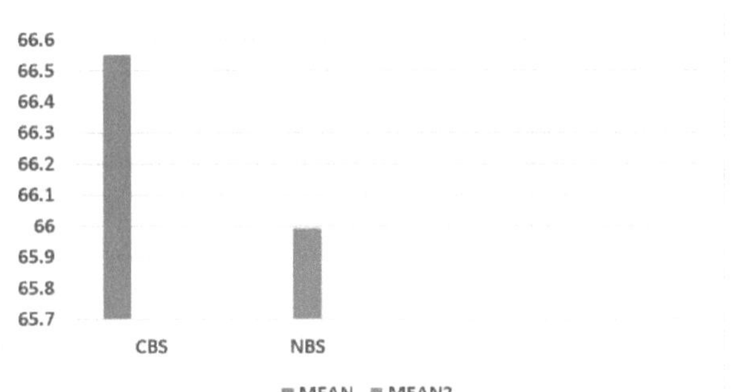

Discussão dos resultados

Os resultados revelam que não existe uma diferença significativa entre os alunos de parto por cesariana e os alunos de parto normal em relação às variáveis físicas seleccionadas, ou seja, velocidade, força abdominal, força explosiva das pernas, agilidade e resistência. A razão para tal pode dever-se ao facto de os movimentos físicos de ambos os grupos, ou seja, cesariana e parto normal, na fase pré-natal ou na fase da infância serem os mesmos. Os alunos do 9th e do 10th percorreram muitos anos do seu ciclo de vida. Durante esse período, os efeitos ambientais têm impacto em ambos os grupos.Também se verificou que não houve diferença significativa entre as estudantes que tiveram cesariana e as que tiveram parto normal nas variáveis fisiológicas seleccionadas, ou seja, (frequência cardíaca, pressão arterial, frequência respiratória, capacidade vital e teor de hemoglobina). Os bebés de parto normal adaptaram-se facilmente ao ambiente externo porque estão completamente amadurecidos na sua fase pré-natal. Mas os bebés de cesariana podem levar algum tempo a adaptar-se ao ambiente externo porque não nasceram na altura exacta. Até algumas horas após o nascimento, as características fisiológicas podem diferir em ambos os grupos de recém-nascidos. Mas os estudantes passaram por longos anos do seu ciclo de vida. Os efeitos ambientais têm impacto nas características fisiológicas dos estudantes. Por conseguinte, não se verificou uma diferença significativa entre os estudantes que nasceram de cesariana e os que nasceram de parto normal no que respeita às características fisiológicas seleccionadas. De acordo com Singh e Tiwari[75] , "o ambiente pode alterar a composição e a estrutura genéticas, em parte como resultado da pressão ambiental e em parte como resultado de factores sociais".Os resultados também revelam que não houve diferença significativa entre as estudantes que tiveram uma cesariana e as que tiveram um parto normal nas variáveis antropométricas seleccionadas, ou seja, altura, peso, comprimento das pernas e perímetro torácico. A razão para isso é que o crescimento materno do bebé aumenta constantemente. Não afecta o modo de nascimento. Só devido a alguma complicação do bebé ou da mãe é que há a possibilidade de fazer um parto por cesariana. Os alunos passaram por muitos anos do seu ciclo de vida, os efeitos ambientais podem minimizar as características da infância.O desenvolvimento das variáveis físicas, fisiológicas e antropométricas de um organismo é o produto de dois factores interdependentes - "o que ele é" e "o que ele tem". O que um organismo é é determinado pelo seu potencial hereditário e o que ele tem - é fixado pelo seu ambiente. Ambos interagem nos indivíduos. No entanto, os indivíduos que foram seleccionados para o parto normal e

---

[75] Indera P. Singh e S. C. Tiwari, Man and His Environment, Introduction (Nova Deli: Concept Publishing Co., 1980).

para o parto por cesariana pertenciam ao mesmo distrito, mais ou menos no mesmo meio cultural - os valores, ideias, objectivos, hábitos alimentares, casa, escola e tipo de sociedade são os mesmos. A natureza do parto, quer seja cesariana ou normal, não influencia as variáveis seleccionadas. Provavelmente devido à razão acima referida, não houve diferença significativa nas variáveis físicas, fisiológicas e antropométricas entre os alunos de cesariana e de parto normal.

No caso da inteligência, observou-se que não havia diferença significativa entre os alunos de cesariana e os de parto normal. A razão é que a inteligência não existe como uma entidade separada de um comportamento. É um potencial que pode ser considerado existente apenas na medida em que se revela no comportamento. Atualmente, não há nenhum psicólogo que não diga que tanto a hereditariedade como o ambiente são importantes. A inteligência é principalmente uma função do ambiente e, por conseguinte, se lhe for proporcionado um ambiente muito estimulante durante a infância, o indivíduo tornar-se-á inteligente. Neste estudo, os indivíduos foram seleccionados do mesmo local. Os factores ambientais como os hábitos, a escola, a cultura social, os costumes, as tradições e as crenças são os mesmos. Talvez tenha sido essa a razão pela qual não se registou uma diferença significativa entre os alunos de cesariana e os de parto normal em termos de inteligência.

RESUMO, CONCLUSÕES E RECOMENDAÇÕES
<u>Resumo</u>
O desempenho de topo, independentemente do domínio, depende das potencialidades humanas. As potencialidades humanas estão dispersas em inúmeras formas que são consideradas como os factores responsáveis pelas diferenças individuais. As potencialidades individuais são ilimitadas por natureza. No entanto, os investigadores, investigadores, académicos, organizações governamentais e não governamentais dedicam incansavelmente os seus brilhantes serviços à procura dos factores-chave das potencialidades humanas que são admirados como factores pré-requisitos do desempenho de topo. Não só se investigam os aspectos físicos, fisiológicos, psicológicos e sociológicos da vida humana, como também se investigam os traços raciais, as peculiaridades ambientais, a tecnologia de formação científica, a ordem de nascimento e, atualmente, o processo de nascimento e as técnicas de parto, que são considerados e considerados prioritários para procurar as chaves ocultas das potencialidades individuais para alcançar o nível superior de desempenho.

O objetivo do estudo era comparar variáveis físicas, fisiológicas, antropométricas e psicológicas seleccionadas entre estudantes de cesariana e de parto normal. Foram seleccionados aleatoriamente 100 alunos de cesariana e 100 alunos de parto normal de 9th e 10th anos, com idades compreendidas entre os 15 e os 17 anos, em várias escolas do distrito de Bankura (W. B.). Os alunos que nasceram de cesariana foram identificados pelos seus pais através de "folhas de inquérito".As variáveis físicas seleccionadas foram a velocidade, a força do abdómen, a força explosiva da perna, a agilidade e a resistência. As variáveis fisiológicas seleccionadas foram a frequência cardíaca, a pressão arterial, a frequência respiratória, a capacidade vital e o teor de hemoglobina. As variáveis antropométricas seleccionadas foram a altura, o peso, o comprimento das pernas e o perímetro torácico e a variável psicológica selecionada foi apenas a inteligência.Na análise estatística dos dados deste estudo, foi utilizado o rácio "t" para comparar as variáveis físicas, fisiológicas, antropométricas e psicológicas seleccionadas entre estudantes que tiveram uma cesariana e estudantes que tiveram um parto normal. A significância foi fixada num nível de confiança de 0,05.A análise dos dados revelou que não havia diferenças significativas entre os alunos de cesariana e de parto normal em variáveis físicas seleccionadas, ou seja, velocidade, força abdominal, força explosiva da perna, agilidade e resistência. A análise estatística dos dados também mostrou que não havia diferenças significativas entre os alunos de cesariana e de parto normal nas variáveis fisiológicas seleccionadas, ou seja, frequência cardíaca, pressão arterial, frequência respiratória, capacidade vital e teor de hemoglobina. Também indicou que não havia diferenças significativas entre os alunos de cesariana e de parto normal em variáveis antropométricas seleccionadas, ou seja, altura, peso, comprimento das pernas e perímetro torácico. Revelou ainda que não havia diferenças significativas entre os alunos de cesariana e de parto normal no que respeita à inteligência.ConclusõesDentro das limitações do presente estudo, podem ser tiradas as seguintes conclusões.

1. Não houve diferença significativa entre as estudantes que tiveram cesariana e as que tiveram parto normal nas variáveis físicas seleccionadas, ou seja, velocidade, força abdominal, força explosiva da perna, agilidade e resistência.

2. Não houve diferenças significativas entre as estudantes de cesariana e de parto normal em variáveis fisiológicas seleccionadas, ou seja, frequência cardíaca, pressão arterial, frequência respiratória, capacidade vital e teor de hemoglobina.

3. Não houve diferenças significativas entre as estudantes que tiveram cesariana e as que tiveram parto normal nas variáveis antropométricas seleccionadas, ou seja, altura, peso, comprimento das pernas e perímetro torácico.

4. Não se verificaram diferenças significativas entre os alunos de cesariana e de parto normal na variável psicológica selecionada, ou seja, na inteligência.

5. O modo de nascimento não é tido em conta na procura das potencialidades dos indivíduos.Recomendações

À luz das conclusões retiradas, foram formuladas as seguintes recomendações

1. Os estudantes de outra técnica de parto, ou seja, bebés de proveta ou parto com fórceps, podem ser utilizados.

2. Um estudo semelhante pode ser efectuado em grupos etários mais baixos.

3. O mesmo estudo pode ser efectuado nas mulheres.

4. APÊNDICE A
PONTUAÇÃO DAS VARIÁVEIS FÍSICAS DOS ALUNOS
COM PARTO NORMAL

S. Não.	VELOCIDADE (iSez.)	FORÇA (tNo./Min.)	EX. POTÊNCIA (Medidor)	AGILIDADE (Seg)	ENDURANÇA (metro)
1	B.52	10	1 S3	12.03	1925
2	8.27	35	1 74	10 75	2303
3	8.39	31	i.ao	1110	2410
4	8.72	38	1 76	11 22	1925
5	7.39	22	1 63	11 Б3	1675
6	7.Б1	27	1.82	10Л5	2103
7	7.66	25	1.87	10 Б3	2353
a	8.3B	21	1 Б9	11 50	1675
9	9.7 Б	17	1 46	11 96	1653
10	7.38	32	2 03	10 90	2103
11	8.76	18	1 Б2	1115	2070
12	8.04	25	2 07	11 68	1B10
13	8.22	31	1.89	10Б3	2210
14	8.26	23	1.87	11 31	2103
1Б	7.96	25	1 67	10 37	2203
16	8.21	29	1 62	11 36	2175
17	9.02	24	1 64	11 77	1653
IB	8.06	25	2 27	11.40	2325
19	8.37	16	1.85	11 50	1603
20	8.84	19	1.68	12J09	1903
21	7.71	30	1 92	10 25	22Б3
22	9.13	18	1 Б9	11 30	1840
23	8.39	27	2 01	1115	2110
24	7.67	36	2 07	10 46	22Б3
2Б	8.33	26	1 81	11 31	19Б3
26	8.72	21	1 76	11 31	2053
27	8.53	19	2 02	10 69	2053
28	8.87	18	1 Б6	10 68	1960
29	8.56	26	1.83	10 Б1	2010
30	8.13	27	1.86	1110	1320
31	8.62	19	1.83	11.43	2125
32	8.01	30	1.78	10 91	2303
33	8.13	28	1.89	11 32	1803
3+	9.13	19	1 61	11 26	1975
35	8.43	27	1 79	11.42	1903
36	8.17	30	1 93	10 96	2203
37	8.26	30	1.86	11 33	2053
33	9.32	20	1 Б1	11 60	1775
39	8.06	30	1 93	10 76	2103
40	9.01	24	1 46	11 32	1403
41	8.32	29	1 71	10 77	2040
42	8.31	29	1.86	11 1H	2010
43	8.01	31	1 96	10 66	2203
44	8.42	27	1 76	10 72	1975
45	8.83	21	1 61	10 72	1903
46	8.16	30	1 92	10 36	2125
47	7.71	31	2 DO	10 58	2353
48	8.31	28	1 81	10Л8	1330
49	8.90	21	1.68	11 23	18Б3
50	8.63	27	1 76	10 78	2025

APÊNDICE A (Cont.) PONTUAÇÃO DAS VARIÁVEIS FÍSICAS DOS ESTUDANTES DO NASCIMENTO NORMAL

S \0	VELOCIDADE (Sec]	FORÇA I\O./MIΠ j	EK. POWER [MEter]	AGILIDADE (SEC '|	ENDURANCE [Metro]
El	9.03	24	136	1112	1875
E2	897	23	1.56	11 01	185D
53	821	30	181	1872	2250
54	9 13	.9	1 £1	1136	1600
55	847	29	197	1136	1600
E6	E36	23	Lffi	11 21	1850
57	8 18	24	1.88	1112	1950
58	831	27	L96	1132	1650
59	7.78	30	2.07	1868	2400
ft)	7 92	31	199	LB 70	2175
arquivo	873	24	1 73	11.03	1B2E
52	Ï83	26	L71	1117	1925
63	8Э2	21	187	11.06	1925
64	806	31	198	1866	2310
6=	857	28	157	1893	2L5D
66	861	23	172	1116	1925
67	832	30	1 79	1863	1930
6B	8 18	31	1 76	1872	2400
69	862	27	157	LB 74	212E
70	172	24	L53	LB96	1B40
71	862	24	1.89	10 33	1B00
72	891	22	172	1112	1775
73	9.06	16	157	11.82	135D
74	7.36	29	L77	1B46	2150
75	8 1.	28	192	1B52	1950
76	7.73	30	L61	1B53	2330
77	892	31	216	LD 77	2300
7B	892	23	L47	11 21	.970
79	899	26	152	11.03	215D
BO	9.03	24	L57	1136	1600
Bl	7 77	27	1.56	1B42	2070
82	893	21	138	1146	1500
83	7.66	31	1 73	1B52	.710
B4	8Б6	29	1.82	LB 73	2050
SER	867	29	1.56	1B86	.710
B6	843	30	2 00	LD 36	232E
B7	831	28	1 73	LB 76	2100
88	9.06	21	1.53	11.06	1975
89	9.32	IB	1 £9	1132	1630
90	9.21	21	131	1146	1775
91	861	28	1 73	1B89	1975
92	836	26	L57	IB57	2210
93	832	26	1.86	1B46	2350
94	888	29	133	LB92	IBID
95	9.06	IB	131	1157	.700
96	831	29	L76	IB57	212E
97	826	31	132	1868	212E
9Б	890	23	1.56	11 52	1600
99	8 17	30	1 71	LBsa	2250
100	840	28	L76	1B52	2140

APÊNDICE B
PONTUAÇÕES DAS VARIÁVEIS FÍSICAS DOS ALUNOS QUE NASCERAM NO CESAE

S Nd	VELOCIDADE	FORÇA	EX. POWER	AGILIDADE	ENDURANCE
	▪jec.i	(ND^Min.)	(MBtHI)	(Sec)	(Meter)
1	fl 75	ÏB	145	11.44	162 E
2	884	31	190	10.75	2DDD
0	837	31	216	1066	22 4D
4	7.93	31	1 76	1087	23 7D
D	7.90	32	1 75	1078	242E
6	12.	2?	214	1003	1705
▬	856	.6	1.68	1141	2100
8	132	25	1.78	11 23	2100
9	126	25	1 £9	11.06	.72 D
ID	144	29	1 76	11.34	234D
11	7 59	14	210	1041	1970
12	194	13	L&5	1128	16DD
12	7.84	21	1.60	11.94	193 D
14	169	3O	1.54	10.90	_91D
1 =	7.44	32	211	1073	2110
16	B 53	24	1 75	1097	23 4D
17	B 1Б	29	1.89	1072	193 E
IB	100	2?	155	11 09	2100
B	9J60	19	151	12.44	1475
2D	128	25	1 75	11.44	192 D
21	103	23	1.85	11 09	_7E D
22	188	20	151	11.44	1940
23	B 10	23	1 78	1O6S	22 DD
24	B 56	28	163	11 09	2110
2E	9.06	21	1 67	12.03	.41E
26	121	28	216	1122	.72 D
27	146	2?	212	1121	2D9D
2B	9.06	20	1 67	12.00	1700
29	5 2?	.4	156	1152	1790
3D	175	22	198	11 27	1BBD
31	7.43	28	152	11 67	2D1D
22	B 56	28	1 70	11.04	22 IE
33	B 18	2?	151	11 03	.92 D
24	107	25	153	1072	2DDD
35	7.9B	23	1 72	11 £9	2CED
36	106	29	1.84	1057	.92 E
27	B 75	20	1.86	1085	214E
3B	7.9B	31	1 75	1079	22 9D
39	9 53	19	1.48	1111	1BDE
4D	9 2?	23	156	1142	1BDE
41	191	2?	190	1113	19БЕ
42	121	3O	1.89	1121	2DDD
42	7.89	31	203	1021	232D
44	10 ЛЙ	18	1 £1	1152	161D
45	183	2?	1.87	11.06	2110
46	138	26	1.80	1152	19DD
47	7.69	31	2.06	1076	2170
4B	106	3O	156	11.04	231D
49	125	29	1.86	1152	197E
ED	B 13	2?	152	1082	212D

APÊNDICE B (Cont.)
ESCOLHAS DAS VARIÁVEIS FÍSICAS DOS ESTUDANTES
DO NASCIMENTO CAESAEANO

S ND	VELOCIDADE (■jec.)	FORÇA [NDjfMin.)	EK. POTÊNCIA (Medidor)	ACUIDADE (Sec)	ENDURANÇA (Medidor)
51	837	20	L16	№83	23M
52	9JG	.6	1.58	11.60	1680
53	801	23	1 72	11 02	2830
54	887	22	156	11 07	3000
55	836	28	1 92	шва	13Д0
56	806	31	2.00	1861	2160
57	82.	30	156	ID 71	2340
EB	9.37	21	156	11.28	1740
= 9	8 17	30	1.88	1085	22 DD
6D	866	22	1.68	1092	1940
61	826	30	1.86	11 02	1B70
62	7.92	30	198	1062	23 ID
63	84.	26	1.86	1881	1930
64	88 S	23	1.68	1126	1780
65	862	29	1.88	№46	2110
66	8 16	30	1 76	11 02	1970
67	9 75	.8	150	11.4+	162 E
6B	884	31	1.90	12 73	1700
69	837	31	2.16	№66	224D
70	7.93	31	1 76	№87	23 70
71	7.90	32	1 73	№7B	242 =
72	82.	27	214	11.03	1700
73	856	.6	1.88	11+1	21DD
74	832	23	178	1113	21DD
75	825	23	1.69	11.03	1BDD
76	9.23	26	1 73	11 32	167=
77	883	29	1.82	№78	1940
78	822	28	156	ID 57	23 ID
79	7.87	26	1 76	11+2	2D1E
BO	866	22	1.86	1097	167D
Bl	9.32	20	151	11+■	1B6E
B2	826	31	2 02	11+2	21BD
83	9.63	.8	1 67	12.0+	1490
B4	831	29	178	ID 21	23 9D
SER	8 74	.9	1.8+	№69	22 DD
86	8 IS	30	152	11+1	195D
87	891	22	1.90	1121	2D1D
BB	841	31	2.07	№72	2230
89	7.99	24	1 72	11 67	1B9D
90	9 13	20	1 62	11 81	1700
91	883	28	1.89	1092	212 =
92	862	21	1.88	1121	22 DD
93	9.52	20	152	11+1	17BD
94	9.00	23	1 72	1120	2D1D
95	896	27	1.89	1096	1980
96	873	29	152	№86	214D
97	163	31	1.86	11 02	2070
EE	892	28	178	1112	21DD
99	9 27	21	1.66	12 21	1610
100	9.02	23	1 72	11 66	1840

APÊNDICE C
PONTUAÇÃO DAS VARIÁVEIS FISIOLÓGICAS DOS ALUNOS COM PARTO NORMAL

S. Nᴅ.	II. R. INᴅ./Mıп.)	5.0. P. (Pц/rnm.j	DAP. IHg/rrrr).	V.C. Ibter)	R. R. ∎INoJ/Min.I	Ilh. (кгл.I
1	78	120	BD	2.Б	3D	9.5
2	82	IDS	75	12	22	10.5
3	8.	125	BD	3.5	23	10.5
4	8.	1D5	77	14	27	10.5
5	86	112	75	14	27	11.0
6	88	115	BD	2.5	21	9.5
7	74	112	7B	18	32	9E
s	72	120	BD	11	21	10.5
9	80	112	7B	11	24	10.0
ID	8.	115	BD	2.5	21	10.0
11	76	115	BD	14	26	10.5
12	91	120	BD	14	2E	11.0
13	86	122	BD	18	27	10.0
14	71	123	BD	2.7	33	10.5
15	78	115	BD	16	22	11.0
16	77	120	BD	16	3D	10.5
17	91	115	7B	2.2	2E	10.5
IB	71	122	BD	2.B	2D	10.0
19	94	123	BD	21	27	10.5
2D	88	115	Bl	2.2	2D	10.0
21	75	125	82	2.3	4D	11.5
22	72	123	BD	21	36	9.5
23	8.	123	BD	14	21	10.5
24	83	120	BD	2E	26	10.5
25	74	125	BD	2.2	26	10.0
26	8.	125	BD	2.2	24	11.0
27	70	112	7B	2.3	3D	10.0
2B	90	120	BD	14	26	9.D
29	74	117	BD	2.3	2B	10.5
3D	82	123	BD	21	29	10.5
31	83	128	BD	21	29	10.5
32	80	122	BD	18	32	11.0
33	86	120	BD	11	29	10.0
34	88	125	B2	2.3	29	10.5
35	83	117	BD	2.3	2B	11.0
56	78	125	BD	2E	2E	11.0
37	72	120	BD	14	27	10.5
3B	8.	115	7B	2.2	27	10.5
39	82	123	BD	2E	31	10.0
4D	78	120	BD	10	32	10.5
41	87	122	BD	2.3	2B	11.0
42	78	123	BD	2.3	2B	10.0
43	72	123	BD	14	26	11.5
44	8.	117	BD	2.3	2B	11.0
45	82	115	77	2.2	26	11.0
46	72	120	BD	2.5	29	10.5
47	69	125	BD	2.B	26	11.5
4Б	72	115	BD	2E	2E	11.0
49	83	112	77	2.2	29	11.0
CE	76	120	BD	2.3	27	11.5

APÊNDICE C (Cont.)
ESCORES DE VARIÁVEIS FISIOLÓGICAS DE
ALUNOS DE PARTO NORMAL

5, HD.	H. ft.	S.B.P. IНДІГТІГП.І	D.B.P. [Нді'ГтіПї.І	V. L. 1ы"|	ft. ft. 4№./M1n.)	Нь. [ЯГТі.І
SI	ЙГ1	1 !!■	те	22	"	■ О.!i
!>2	79	1 l!i	90	24	2Й	11.11
S3	90	120	ЕЙ	24	ЗО	Ю.!i
54	9п	135	Е!i	2-І	33	] I.!i
"■	НІ	125	ЕЙ	2,-	29	І4J.ІІ
!:h	аз	110	7!i	2.1	2?	11.11
	Е4	130	аз	23	32	І4J.ІІ
!:Й	9п	ІЙ5	74	2.U	2Гi	11.11
S9	76	120	ЕЙ	33	2J	11. !i
Gil	73	120	ЕЙ	2.7	2!>	-J. ■
ЬІ	У2	110	7!i	22	29	9JО
Ьг	97	125	ЕЙ	12	31	11.11
UH	НІ	125	ЕЙ	22	2Й	1Й.ІІ
04	79	120	ЕЙ	22	31	14J.ІІ
Gli	7Й	120	ЕЙ	2.7	2?	11.11
ЬГi	41	125	ЕЙ	23	їн	11.11
ijf	79	125	ЕЙ	23	Зн	11.11
GH	76	120	ЕЙ	34	2Гi	11. !i
UO	аз	120	ЕЙ	2.0	29	1Й.ІІ
711	аз	11!i	ЕЙ	22	31	І4J.ІІ
71	ЕН	1 l!i	7!i	22	2?	Ю.!i
73	76	125	ЕЙ	22	29	-J..
73	LCIІI	1 *0	и:.	2-i	Зн	f]jО
74	74	120	ЕЙ	2.7	2J	Нi.!i
7!i	89	113	7!i	23	29	-J..
76	71	120	ЕЙ	ЗЛ	ЗО	11.11
77	73	120	ЕЙ	3.1	ЗО	11. !i
7Й	74	130	аз	2,-	2Й	■О.!i
w	77	120	ЕЙ	2,-	27	11.11
SO	911	ІЙ5	7!i	22	29	-J..
ЕІ	77	120	ЕЙ	12	2Й	■О.!i
93	76	1 l!i	ЕЙ	2.1	32	HJU
аз	73	120	ЕЙ	2.9	2!>	11.11
Е4	911	1 l!i	ЕЙ	2,-	27	1 I.!i
Е!i	аз	1 l!i	7Й	2..	29	І4J.ІІ
ЙГi	во	120	ЕЙ	23	31	■ О.!i
и	НІ	120	ЕЙ	2.7	2!i	11.11
ЕЙ	73	12Й	аз	2A	ЗО	11.11
99	НІ	1 l!i	ЕЙ	24	2Й	1 I.!i
4й	ЙГi	luE	74	22	2Й	14J.!i
91	77	120	ЕЙ	12	2?	11.11
$2	71	120	ЕЙ	2.7	2:>	11. !i
43	ьй	110	7!i	ЗЛ	27	11. !i
44	и	135	Е!i	24	31	І4J.ІІ
9!i	НІ	1 l!i	ЕЙ	2.1	3І	-J..
9н	76	120	ЕЙ	2.4	29	І4J.ІІ
4У	73	125	ЕЙ	24	34	iO.:>
40	ЕЙ	110	7!i	22	32	
49	7Й	125	ЕЙ	23	2Гi	н.п
LUI?	74	120	ЕЙ	23	2Гi	em:.

ESCORES DAS VARIÁVEIS FISIOLÓGICAS DAS ESTUDANTES QUE TIVERAM PARTO CESÁREO

& IJn.	H. R_ IMй.i'Mln.i	S.B.P. ІНДı'ГТıГП.І	C.B-.P CHAıТтıПЬ.І	9. C. Іb1"|	R. A. 4№./Mln.]	Hb. Ірч.І
1	72	126	01	2.1	36	ᵓ9_-
2	7 A	11H	90	2.1	ЗГі	
J	№	121?	90	3i	33	11. !i
4	711	112	7Й	24	33	Hi.:.
	63	121?	90	24	ЗА	Ю.И
6	H!i	1.1 !.	7Й	аз	Ы	iп.:>
7	7 A	12!.	93	ал	ЗА	HI.!
fl	07	127	93	2.7	37	111.!.
9	94	11H	90	22	19	] I.!i
IO	7 2	Iи!i	7!.	2J	"	IO.!.
] 1	92	121?	90	2.7	24	141.1
I3	7 4	117	?7	22	23	] I.!i
13	04	121?	7Й	2.-	33	▪41.1
14	7 У	121?	90	2.-	23	iл.й
1!.	йї	100	74	ал	ЗО	н.п
Se.	7 2	ПЛ?	73	34	23	Ю.И
I7	07	12!.	90	2.7	23	I41.II
10	Ой	121?	90	2.7	23	HI.!
19	БИ	12!.	аз	22	2!i	Ю.И
20	01	ПЛ?	7!.	23	3!i	1 I.!i
21	94	131?	И!i	23	Зн	11.!.
22	7 I	121?	90	2.-	29	-J. ▪
23	та	122	90	ал	2А	11.11
24	01	ПЛ.	7!.	23	29	HI.!
2!i	01	131?	аз	22	ЗГі	11.11
2Гі	Б!.	12!.	90	ал	ЗА	10.!.
27	Оï	12!.	90	34	"	-J. ▪
2ÍÍ	7 U	127	аз	22	27	Ю.И
29	7!i	12!.	аз	22	27	Ю.И
30	та	121?	90	22	29	-J. ▪
31	ОГі	121?	90	24	24	Ю.!i
32	01	ПЛ.	??	2XJ	29	HI.!
33	04	1.1 !.	7У	22	27	Ю.!i
34	7 4	HI?	7!i	ал	27	11.11
3!i	7 1	12!.	90	22	31	Ю.И
3h	M	12!.	90	ал	23	11.11
37	7 9	121?	90	22	27	HI.!
30	7 4	121?	90	2i	31	Ю.!i
39	7 A	HI?	7Й	22	27	Ю.И
40	7 4	11!.	90	24	ЗА	Ю.И
II	7 I	12!.	90	2,-	27	-J..
a	7!i	ПЛ.	74	2.7	29	HI.!
43	та	121?	90	22	2!.	11.!.
44	И	111?	7!i	22	29	S2
43	92	12!.	90	ал	24	HI.!
1 !I	SO	ПЛ.	7!i	2,-	3!i	1 I.!.
*7	07	12!.	90	24	33	Ю.И
IH	7 2	121?	90	22	2!.	11.11
i9	01	12!.	аз	22	29	-J. ▪
Я	7 A	HI?	7!i	24	2Гі	HI.!

ESCOLHAS DAS VARIÁVEIS FISIOLÓGICAS DOS ESTUDANTES DO NASCIMENTO CAESARIANO

к "Jn.	H. H_ HN-Zi./'Mln.j	S.& P. IНД/ГТiГП.I	D.B-.P. [Нд/гïiгп.I	V. c. ;nt iʳ	R. H_ IMo./Mln.)	нь.
!:■ 1	7!i	120	ЫЙ	2.T	"	]1.11
S3	93	iOS	7!i	2.1	31	B3
S3	90	12Й	аз	24	J3	IM
; ij₃	7 4	120	ЫЙ	24	И	]1.!i
"■	9Гi	120	ЫЙ	2^	29	
!:-li	7 ri	I2!i	ЫЙ	2..	31	■4l.ll
	71	I2!i	ЫЙ	2.T	33	111.11
БЙ	7Й	iOS	74	22	23	93
и	Тб	12S	91	2Л	2Й	]1.!i
ОН	№	12S	аз	22	31	10.11
01	93	111?	7Й	22	29	WJO
оз	711	12&	ЫЙ	32	2Гi	]1.!i
он	93	ÏI0	ЫII>	22	31	I4l.!i
04	БН	116	ЫЙ	22	"	]1.ll
0!i	Ы	12&	ЫЙ	2./	2Гi	I4l.ll
ЬГi	Тб	12S	ЫЙ	24	33	I4l.!i
JO	•••>	12S	ЫЙ	2.1	26	93
ЬН	7Й	iOS	Т3	22	2Гi	B3
UO	№	12S	аз	3.]	33	]I.!i
711	7 7	111?	ЫЙ	32	33	I4i.!i
71	69	120	ЫЙ	34	2Й	1LI.
та	БI.	1]!i	7Й	2.1	23	I4i.!i
и	7Й	130	Ы4	2.T	2Й	I4i.!i
74	И	120	ЫЙ	2.4	3Й	I4i.!i
7!i	94	120	ЫЙ	22	29	B3
7t	БН	lu!i	7!>	2.1	2Г>	I4i.!i
77	аз	12S	ЫЙ	23	2Й	]I.H
7Й	7 U	12&	7Й	IЛ	2Ï	]I.H
Я	7!.	123	ЫЙ	24	33	I4l.ll
ЫН	И	1 JII	7Й	22	34	■4l.!i
Ы1	7 4	111?	7S	24	2Гi	93
Й2	91	1]!i	ЫЙ	2.1	И	I4i.!i
аз	аз	120	ЫЙ	2Л	29	14.0
Ы4	•••'	123	ЫЙ	2.9	2Гi	]I.!i
ЫII>	7 и	12T	аз	2£	2Й	I4l.ll
ЫГ|	90	120	ЫЙ	2.7	24	1Й.Н
И	7 И	12S	ЫЙ	2.7	2Й	]I.H
ЫН	7 4	12S	аз	2.7	33	93
ыи	№	123	ЫЙ	24	33	1Й.Н
9й	93	13S	Й7	22	3Ï	B3
91	7Й	12S	ЫЙ	24	29	93
У3	БII	131?	ЫII>	2.7	2Й	I4i.!i
93	7 И	113	74	23	2Ï	93
У4	7Й	12S	ЫЙ	24	29	I4l.ll
9!.	БI	1]!i	7!i	24	2Й	I4i.!i
9ri	B3	123	ЫЙ	2.7	2Й	9Д
97	7!i	12S	ЫЙ	24	31	I4l.ll
УН	M	120	ЫЙ	24	И	]I.H
99	93	12S	ЫЙ	2.1	29	■4l.!i
ИII?	M	12Й	аз	23	31	]I.H

APÊNDICE E
PONTUAÇÃO DE
VARIÁVEIS ANTROPOMÉTRICAS E PSICOLÓGICAS
DE ALUNOS COM PARTO NORMAL

S. hn.	HEIG-T	PESO tKH-J	COMPRIMENTO DA PERNA	CH. G IftlH [Matart	INTELIGÊNCIA
1	LAD	3?	II.HU	O.И	43
2	I3B	4U	9.77	11.7 4	S4
2	LAS	42	9.14	9.16	B9
4	LAB	30	II.HLE	9.79	M
	LAB	Si	M2	DM	!i3
4	I3B	33	9.1Й	;!.i.y	73
7	] 3!i	3b	9.1S	11.7 4	
fl	I3B	4!J	9.74	9.77	hl
4	136	4B	11.73	9.B9	73
14	LA 2	39	9.19		BA
] 1	LA5	42	IJ.H3	9.7(1	70
12	IAi	42	9.Й3	D.Tfl	7 b
L3	LA6	4B	M2	9.77	64
14	1.19	,1	II.HG	11.7 1	7И
II!i	LA6	4!э	M2	9.77	!i7
1 ii	LA:	31	II.ЛU	9.94	61
U	137	3b	IJ.HU	9.63	IY.I
JH	LA2	41	IJ.HU	9.77	
19	LAS	31	IJ.HU	9.94	64
III	LA2	42	9.YO	9.67	M
21	LAD	42	II.HU	11.7 1	!i 1
12	J 3!i	32	9.74	II.!..,	M
23	LAS	,1	IJ.HU	9/,'S	4 ■
24	LAS	4J	II.HU	D.BO	Й.i
Z!i	LAD	41	П.йи	9.77	72
2Г.	LA2	42	IJ.H-1	9.72	7S
27	LA 7	47	IJ.H2	9.7 .i	M
2Й	J 3!i	33	9.7S	D.M	!i3
29	L4B	31	9.12	9.M	61
"	Lli	6Ё1	II.HG	D.H	50
31	LA4	47	IJ.Hb	11.7 1	Я
22	LAB	4E	9.Й3	9.77	64
23	L14	A3	II.HG	9.BA	M
24	LA6	45	II.Й3	9.73	71
3!i	134	39	II.HU	D.M	64
26	LIS	39	II.AG	9.79	73
27	LAD	40	IJ.HU	11.72	Sfl
3Й	■ 36	3b	ll.vb	9.64	E
29	LA7	49	II.H4	9.7b	70
OI	■ 36	3b	U.yG	D.M	E
11	LA6	45	11.Й3	11.7 1	62
12	LAI	41	IJ.HU	11.7 1	Б4
43	LAI	42	II.HU	11.72	M
44	LAS	42	M2	9.7 1	!i 1
43	137	37	U.yG	D.M	44
1 !l	1.13	bO	II.HG	9.77	Mi
11	I.1D	32	H.HG	9.77	!ib
Й	LA4	49	II.Й3	11.7 4	73
19	139	40	9.19	9.74	61
Я	LAD	40	9.19	11.70	64

i HD.	ALTURA IMiJIurj	NÓS (Kgl	COMPRIMENTO DA PERNA |Mctcr|	OLGIHITH	INTEL LIGENQ
!:■ 1	LSD	31	Ij.?4		ai
M	Lb3	43	U.H4	0.ГУ	71
S3	L6fl	4t?	U.H4	0.ГУ	IH
54	L6fl	1-0	U.H3	LkAO	GJ
"■	1.71	Si	ij.H!:.	D.7B	ЬH
5b	II9	ЗЙ	Й.'УЗ	IkV 1	G3
I>У	LM	i'У	□.НУ	O.fc2	7Ii
Sfl	L73	4G	ij.HG	Ik'.'G	54
И	]/.J	Si	ij.OI	Ik'.'G	G!i
Gil	IЬГi	4Ё	U.H4	IkVU	51
ЬI	]JG!i	JU	ij.OI	0I7	!:-h
GJ	vida	41	fl.'yS	0I7	GU
GH	UGH	42	ij.HZ	Ik'.'G	G4
G4	12>!i	J!i	Й.37	LU4	7!i
G!i	Lull	40	4ГУ9	0.72	H4
ЬГi	LTB	I3	U.H4	Ï.79	!:-h
GV	IИ	33	41.37	Óleo	HU
ЬЙ	IJGII	40	ij.HU	0.7B	71
GU	1IH	4?	ij.H!:.	Ï.T9	GJ
711	Jb9	35	fl.'yS	DJrt	ЬЙ
71	1.70	j!i	ij.HG	I?.7 4	GV
73	].G4	40	ij.H3	I?.7 1	GH
73	IJG'J	ЬI	ij.H!:.	0.73	M
74	1JG2	42	U.A2	0.7Ï	a3
7!i	1.70	JO	ij.HG	0.73	ar.
7ri	JXII	35	ij.HU	I.-.7U	HO
77	1.72	Ki9	ij.HG	OLA4	GI
7Й	L:!i	3й	41.37	Lua	GV
w	].G!i	4?	U.H4	L>.7 1	GH
HU	L54	44	4i.3a	ftb7	GV
HI	LG3	43	ij.HZ	0.73	74
a3	UGH	>2	ij.HZ	0.72	71
a3	IЬГi	45	ij.H3	D.7B	GI
H4	IЬH	Si	ij.H!:.	D.7B	PJ
У!i	Jb9	40	41.35	0.7 1	!:-h
aп	1.73	41	ЙI5	0LA4	73
ay	IJG'J	Si	ij.HG	0.7b	НЙ
ae	LG3	43	U.02	0.73	M
99	UGH	42	U.H4	0.7 1	ЬП
?n	LW	32	4I.3S	iJjrt	G4
?i	UGH	40	4I.3Й	I.-.7U	G'J
52	]jhH	■ I	U.H4	0.7 4	7ri
53	1ЬI	40	ij.HU	0.7 4	GH
54	IJG'J	40	U.0!>	0.7 4	73
5!i	1.4?	32	4I.3S	Fez	711
?n	IJGII	41	41.35	0.7B	M
5У	1.72	У!	ij.HG	0.Й1	GJ
УЙ	Ii?	35	Й.37	ms	M
59	]JG:I	44	ij.H3	0.7 4	GI
LUO	Lfcfl	J!i	d.H!>	0.77	74

APÊNDICE F
PONTUAÇÕES DAS VARIÁVEIS
ANTROPOMÉTRICAS E PSICOLÓGICAS
DAS ESTUDANTES QUE TIVERAM PARTO POR CESARIANA

S. Não	HEli.HT ; Medidor)	V/ElIiH Г	LEU COMPRIMENTO	CH G1KTH {Metro]	INTELIGÊNCIA
1	] 2>!i	35-	0.70	0.61	72
2	] .G!i	40	ii.ни	0.77	01
2	I.7Й	63	0.Й3	0.79	64
4	1_69	47	il.HZ	0.741	bi
	]Jii2	31?	ii.ни	0.7G	H
4	L70	4!i	ij.Hii	0.73	ST
7	L64	46	O.HZ	0.7 1	*7
G	1.74	44	lj.Hii	0.73	GH
9	L69	4!i	0.И	I?.71	71
111	LSO	31	0.75	0.64	59
]1	I.7II	4!i	оде	0.73	62
12	J ,G!i	37	0.94	0.6/	71
U	j J>:l	40	0.Й3	0.73	19
14	1_47	30	0.76	0.69	54
Hi	1_64	31?	ij.Hu	0.90	7ri
Hi	L53	33	0.7S	0.64	64
1?	1.71	-I	ij.Hu	0.fc2	03
]H	].7!i	бi;	ij.Hii	0.9]	Ы
1.9	]JO:l	47	ij.H4	0.77	7Г.
III	] .Gil	бi;	0.79	0.67	50
21	L01	30	0.НЫ	0.93	Ы
23	] .Gil	ïï?	O.HU	0.7 1	73
23	1.72	39	0.HS	0.92	bi
24	1_W	<2	0.75	0.69	72
Hi	] .Gil	39	0.79	0.70	79
26	].7!i	60	ij.Hii	0.fi4	Ы
2J	1.71	30	O.HS	CJ9	73
29	]JG2	44	O.HU	I?.71	09
29	L64	24	0.70	0.67	7ri
"	1.59	30	0.70	0.69	!■ 1
31	1.71	-1	0.ЙO	0.Й]	GH
32	IJ'.i	31	0.7b	0.64	7ri
33	1.72	-I	0.Й3	O.Й3	72
34	].7!i	30	O.Aii	O.0II	03
3i.	] .G!i	40	0.Й3	0.0]	64
36	1.72	39	ij.HG	0.04	59
3J	L64	47	0.ЙI	0.69	64
39	1_69	4!i	0.Й4	0.00	01
39	L64	3!i	0.74	0.62	09
III	] 2>!i	3!i	0.75	0.63	62
II	] .Gil	11?	0.79	0.7 1	M
13	1A9	30	0.70	0.70	53
43	].0!i	44	O.iiн	I?.79	71
44	I2H	H?	0.79	0.73	19
lombar	L64	47	0.91	I?.71	56
II:	1.59	37	0.79	0.6b	72
ïi	1_69	46	0.ЙO	0.76	62
IH	1.72	■2	O.Hu	0J9	69
19	]iii4	47	0.ЙI	0.741	6/
90	Jb9	47	0.A!>	0.77	56

APÊNDICE E (Cont.) PONTUAÇÃO DAS VARIÁVEIS ANTROPOMÉTRICAS E PSICOLÓGICAS DOS ALUNOS COM NASCIMENTO NORMAL

NE>.	HЫC.H г JMclcil	PESO Г IKR.)	I.EU COMPRIMENTO	EH 01KTH tNrter]	INTtL.LIttNtE
SI	1.72	S3	й.Й6	Ml	01
	1 AH	49	Й.Й7	0.79	7 ӥ
S3	юг.	44	fljftl	1?.7 2	йЙ
54	1011	И?	Й.'79	1?.7 2	67
J	юг.	46	Й.Й2	1?.7 2	54
!>fi	1.72	Л		Ь.79	61
S7	1J0U	Л	й.Й:=	CJ9	
Sfi	12:11	37	Й.79	0.63	7Ӥ
S9	Ю9	60	II.Й!;.	1?.7J	72
Óleo	1.72	12	й.ЙО	о.ай	£4
61	Ю2	39	й.ai	1?.7di	6 Г)
62	1 AH	4?	й.Й4	оя	6й
OH	1 AH	4!1-	0.Й4	о.ай	77
64	Ю2	за	ij.ftl	|?.7й	71
0Ili	LW	Л	П.Й4	о.ай	j
ЬГi	1.711	61?	й.йо	ся	я
оӥ	Ю6	34	й.ї?	0.63	67
ОЙ	104	67	й.йз	0.70	54
69	1.711	60	й.й:>	0.70	ыЙ
711	1_Я	S6	П.ЙЕ	о.аь	74
71	1 ы	32	■Й.75	0.61	6Ili
73	Ы'1	31	■Й.75	0.61	53
73	Ю2	за	й.йи	0.6j	Я
74	1 AH	4?	й.йо	0.7Я	71
7Ili	132	3!i	й.7О	0.63	6Гi
7t	1011	40	й.?9	0.72	
77	Ю2	40	й.йи	0.7 1	51
7Й	1.72	67	й.йо	0.Й2	я
Я	Ю2	42	й.Оi	0.73	73
SO	юг.	44	й.йї	0.73	7Й
HI	12:Ei	36	й.75	0.62	6Ili
H2	] 7Гl	4£?	й.ОТ	о.ез	67
аз	ЮН	39	й.йи	0.76	69
64	I-6IӤ	4!i-	й.йї	0.77	77
06	юн	Л	й.йi	0.70	73
НГi	1.71	41	й.йо	о.аз	ы9
и	юй	39	й.уо	0.72	62
ЕЙ	1.71	60	й.Й!>	0.96	711
и	I-6IӤ	46	й.йз	0.77	61
911	Ю!i	44	й.йз	0.76	67
91	1 AH	S1	й.Й4	о.ай	Я
92	Ю7		й.йз	0.79	71
92	L53	34	й.75	0.61	67
94	Ю2	42	й.йи	0.67	611
9Ili	1.72	Si	й.йо	о.аз	6Гi
9 ӥ	1 AH	47	й.йз	0.77	"■
97	ю7	64	й.Й4	0.77	03
90	1ы	46	й.йи	0.7 1	6 Гi
99	1.M	41?	Й.Ї9	0.69	73
1Й0	юн	47	Й.Й4	0.73	6Й

BIBLIOGRAFIA
<u>Livros</u>

Amborn, Sueann Robinson **Desenvolvimento da Criança**,   São Francisco: Rinehart Press, 1975.

Astrand, Pre-Olof e Rodahl, Kaare **Text Book of Work Physiology.** Nova Deli: McGraw Hill Kogakusha Ltd., 1970.

Carter, J. E. L. **Physical Structure of Olympic Athletes (Estrutura física dos atletas olímpicos)**, Londres: S. Karger, 1982.

Curetty, Percy Wells **Success in Sport and Life**, Londres: Pelham Books Ltd., 1967.

Chatterjee, C. C. **Human Physiology**, Calcutá : New Central Book Agency, 1977.

Clarke, H. Harrison **Application of Measurement to Health and Physical Education.** Englewood Cliffs, N. J. Printice Hall Inc., 1975.

Csandi, Arpad **Soccer** 3rd ed. Budapeste: Tipografia Atheneam, 1978.

Hockey, Robert **V. Aptidão Física: O Caminho da Vida**. St. Louis : Louis: The C. V. Mosby Co., 1973.

Johnson, Barry L. e Nelson, Jack K. **Practical Measurement for Evaluation in Physical Education.** Nova Deli: Surjeet Publication, 1982.

Johnson, Warren R. e Buskrik, B. R. **Sciences and Medicine of Exercise and Sports**. Nova Iorque: Harper and Bros. Publication, 1974.

Kamlesh, M. L. **Psicologia da Educação Física e do Desporto**. Nova Deli: Metropolition Book Company Pvt. Ltd., 1983.

Kuppuswamy, B. **Advanced Educational Psychology**, Nova Deli: Sterling Publishers Pvt. Ltd., 1984.

Loy, John W., McPherson, Barry D. e Kenyon, Gerald **Sports and Social System.** Califórnia : Addison-Wesley Publishing Company, Reading, Massachusetts, Mento Park, 1978.

Mathews, Donald K. **Measurement in Physical Education (Medição em Educação Física)**.
Filadélfia : W. B. Sounder Company, 1976.

Mathews, Donald K. e Fox, E. L. **The Physiological Basis of Educação Física e Atletismo**. Philadelphia : W. B. Sounder Company, 1976.

Matveyev, L. **Fundamentos do treino desportivo**. Moscovo : Progress Publishers, 1981.

Morehouse, Laurance E. **Laboratory Manual Physiology of Exercise (Manual de Laboratório de Fisiologia do Exercício)**.
São Luís : The Mosby Company, 1972.

Orlick, Terry **In Pursuit of Excellence (Em busca da excelência)**. Champaign : Kinetic Publisher Inc., 1980.

Reshok, Robert e Hillidas, David **Physics**. Nova Deli: Widely Eastern Ltd., 1984.

Seaton, Doncash et. al., **Basic Book of Sports**. Englewood Cliffs : N. J. Printice Hall Inc., 1856.

Tanner, J. M. **The Physique of the Olympic Athletes (O físico dos atletas olímpicos)**. Londres, George Allen and Unwin Ltd., 1964.

Shaver, Larry G. **Essential of Exercise Physiology (Essencial da Fisiologia do Exercício)**. Minnesota : Burgess Publishing Company, 1982.

Singh, Indera P. e Tiwari, S. C. **Man and His Environment**, Introduction. Nova Deli: Concept Publishing Co., 1980.

Sinning, Wayne E. e Karpovich, Peter V. **Physiology of Muscular Activity** 7th ed., Philadelphia : W. B. Saunder Company, 1971.

Wechsler, D. **The Measurement Adult Intelligence**. Nova Iorque: Williams and Wilkins Company, 1943.

<u>**Revistas e publicações periódicas**</u>

Carlsen, K . H. "Lung Function in Awake Healthy Infants : The First Five Days of Life", **Eur. Respir. J.** 1993 Nov.

Celleno, D. et. al., "Neuro-Behavioural Effects of Propofol on Neonate Following Elective Caesarean Section" **Br. J. Anaesth.** 1989 junho.

Christenssion, K. et. al., "Lower Body Temperatures in Infants Delivered by Caesarean Section than in Vaginally Delivered Infants" [Temperaturas corporais mais baixas em bebés nascidos de cesariana do que em bebés nascidos de parto vaginal]. **Ata. Paediatr.** 1993 Feb.

Clarke, H. Harrison "Physical Fitness" **Research Digest**. 2 (1972).

Gathwale, G. and Narayanan, I. "Caesarean Section and Delayed Contact : Effect on Baby's Behaviour". **Indian Pediatr.** 1990 Dec.

Gottlieb, S. E. e Barrett, D. E. "Effects of Unanticipated Caesarean Section on Mothers, Infants and Their Interrection in the First Month of Life" [Efeitos da cesariana imprevista nas mães, nos bebés e na sua interação no primeiro mês de vida]. **J. Deb. Behav. Pediatr.** 1986, Jan.

Grupe, Dr. O. "Sports and Culture" **International Journal of Physical Education.**

Hata, T. et. al., "Fetal Atrial Measurement Before and alter Delivery : Correlation with Plasma Artial Natriuretic Peptide". **Gynecol. Obstet. Invest.** 1992.

Hassan, R. et. al., "Higher White Blood Cell Counts and Band Forms in Newborn Delivered Vaginally Compared with Those Delivered by Caesarean Section" [Contagens mais elevadas de glóbulos brancos e formas de banda em recém-nascidos de parto vaginal em comparação com os de parto por cesariana]. **Am. J. Clin. Panthol**, 1993 Aug.

Homravella, W. F. "Preparation of Olympic Candidates from Psychological Point of View," **The International Olympic Academy**, 10th Session 1970.

Lazarov, L. "The Status of the Fetus Delivered Vaginally after A Period Caesarean Section and with A Second Caesarean Section" [O estado do feto nascido por via vaginal após um período de cesariana e com uma segunda cesariana]. **Akush. Ginekol. (Soffia.)** 1992.

Lopez-Zeno, J. A. et. al., "Infant Survival Following Delayed Post- Morterm Caesarean Delivery" [Sobrevivência do bebé após parto por cesariana tardio]. **Obstet. Gynecol**. 1990 Nov.

Makihara, K. et. al., "Echocardiographic Assessment of Systolic Time Intervals in Vaginal a nd Caesarean Delivered Neonates" (Avaliação ecocardiográfica dos intervalos de tempo sistólicos em recém-nascidos de parto vaginal e cesariana).
Am. J. Perinatol. 1993 Jan.

Mahmood, T. A. et. al., "Maternal Height, Shoe Size and Outcome of Labour in White Premigravidas : A Prospecttive Anthropometric Study". **B. M. J**. 1988, Aug.

Misangy, O. "A Força de Vontade dos Competidores". **Academia Olímpica Internacional**. 2nd Sessão 1962.

Palladi, G. A. et. al., "Birth Related Tress and Postpartum Adaptation of New Born Infants after Caesarean Section". **Akush.
Ginekol. (Mosk.).** 1992.

Palme-Kilander, C. et. al., "Pulmonary Gas Exchange Immediately after Birth in spontaneously Breathing Infants" (Troca de gases pulmonares imediatamente após o nascimento em bebés com respiração espontânea).
**Arch.
Dis. Child**. 1993 Jan.

Papas, C. et. al., "Serum Levels of Creatine Kinase and Its IsoEnzymes During the First Postpartum Day in Healthy New Born Delivered Vaginally or by Caesarean Section" [Níveis séricos de creatina quinase e suas isoenzimas durante o primeiro dia pós-parto em recém-nascidos saudáveis nascidos por via vaginal ou por cesariana].
Gynecol. Obstet. Invest. 1993.

Pasyankov, M. A. "Various Characteristics of the Course of Pregnancy and Its Outcome in Women with a History of Caesarean Section" [Várias Características do Curso da Gravidez e do seu Resultado em Mulheres com História de Cesariana]. **Akush. Ginekol. (Mosk.)** 1989 março.

Prokop, Ludwig "TheContribution of SportsMedicine to the Melhoria do Desempenho". **A Revista Internacional**

Academia Olímpica. 17th Sessão de 1977.

Rao, V. S. S. M. **Resumos** : Congresso Internacional de Ciências do Desporto. Patiala: Instituto Nacional de Desportos Netaji Subhash, novembro de 1982.

Rieckehoff, German "The Purpose of Sports". **Olympic Review** 118, agosto de 1977.

Rigge, T. W. et. al., "Doppler Echocardiographic Evaluation of Right and Left Ventricular Daistolic Function in Normal Neonatos". **J. Am. Coll. Cardiol.** 1989 Mar.

Shuto, H. et. al., "Longitudinal Determination of Cerebral Blood Flow Velocity in Neonates with the Doppler Technique" (Determinação longitudinal da velocidade do fluxo sanguíneo cerebral em recém-nascidos com a técnica Doppler).
Neuropediatria 1987 Nov.

Simion, F. et. al., " InfluenceoftheDeliveryon Neonatal Competência". **Pediatr. Med. Chir**. 1992 Jan.-Fev.

Strizhakov, A. N. e Lebedev, V. A. " ClinacalSignificance

Vispi, L. e Vezzosi, P. "Adaptação Extra Uterina: Alterações do Débito Cardíaco em Diferentes Modos de Parto, Resultados Preliminares". **Pediatr. Med. Chir**. 1992 Jan.-Fev.

Wisestanakorn, W. et. al., "Fetal Outcome in Term Frank Breech Primipara Delivered Vaginally and by Elective Caesarean Section . **J. Med. Assoc. Thia**. 1990 Feb.

Zala, M. "Monitorização dinâmica da pressão arterial neonatal utilizando o método oscilométrico". **Pedritr. Med. Chir**. 1988 Mar.-Abr.

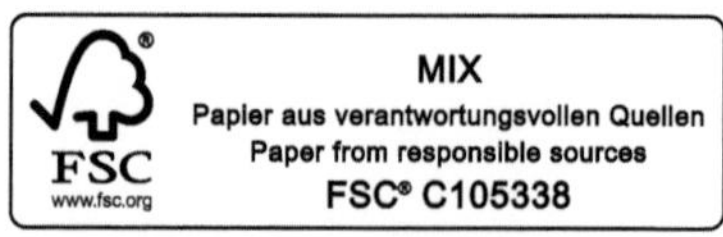

Printed by Books on Demand GmbH, Norderstedt / Germany